U0320170

够笑一年的
奇葩

Astonishing
Facts
About
Human
Body

人体冷知识

SME——著

天津出版传媒集团
天津科学技术出版社

本书配有智能阅读助手，为您1V1免费定制

《够笑一年的奇葩人体冷知识》阅读计划

1 高效阅读
跟随怪诞事件背后，全面了解人体的奇葩之处。

2 轻松阅读
每天读一点，享受阅读时光，了解人体冷知识。

3 深度阅读
通过阅读同类作品，加深对人体的认知。

图书在版编目（CIP）数据

够笑一年的奇葩人体冷知识 / SME著. —— 天津：天津科学技术出版社, 2020.7

　ISBN 978-7-5576-8236-1

　Ⅰ.①够… Ⅱ.①S… Ⅲ.①人体 – 普及读物 Ⅳ.①R32-49

　中国版本图书馆CIP数据核字(2020)第119179号

够笑一年的奇葩人体冷知识
GOU XIAO YI NIAN DE QI PA REN TI LENG ZHI SHI
责任编辑：刘　颖

出　　版：	天津出版传媒集团 天津科学技术出版社
地　　址：	天津市西康路35号
邮　　编：	300051
电　　话：	（022）23332372
网　　址：	www.tjkjcbs.com.cn
发　　行：	新华书店经销
印　　刷：	北京中科印刷有限公司

开本690×980　1/16　印张14　字数190 000
2020年7月第1版第1次印刷
定价：58.00元

人类基因中天生存在两种渴望

一个是下海

一个是上天

下海，是对生命源点的寻踪

上天，则是对未来的渴求

我们未被赋予翅膀和鳃

于是，科学带我们翱翔天际，深潜海底

一起 Dizzy In Science

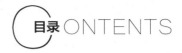
目录 CONTENTS

第4章　古怪的心理：聊聊心里那点事儿　　191
CHAPTER 4

第 1 章

疯狂的进化：从猿人到智人，拢共分几步？

为了成为"行走的表情包"，
人类究竟做了多少努力？

喜怒哀乐，是我们每天都在呈现的表情。那么人类的面部究竟能传达出多少种独特的表情呢？一项科学研究给出的答案是：至少 21 种。

"面带微笑的厌恶""悲痛的愤怒""开心的惊讶"等，真不愧是"行走的表情包"。研究还指出，人类在做表情时，表现出了惊人的一致性。

比如在表达快乐表情时，99% 的志愿者会扬起面颊肌肉，延伸嘴角。那么，为了拥有如此丰富的表情，人脸究竟在进化的过程中做了哪些努力？其他动物的表情又是怎么回事呢？比如狗狗的"无辜脸"真的表示内疚吗？

说出来你可能不信，人脸的进化史极有可能是一部"打脸"史。

美国有一项对人类祖先南方古猿的研究，结果如下：

人脸之所以长成现在这样，是为了减少在"被打脸"过程中所造成的伤害。像下颚、颧骨、鼻梁和眼眶骨架等容易被打的地方，都变得更加坚硬。虽说新研究还未盖棺定论，但它也给我们研究人脸及其表情的进化提供了新思路。事实上，我们与生俱来的表情跟人脸的进化有着密切的关系。

仔细观察，你就会发现我们和古人类最大的区别在于眉脊。没错，古人类那鲜明而突出的眉脊，是我们所没有的。过去大部分观点认为眉脊是用来稳定人类的头骨，以此帮助人类咀嚼的。可研究发现，就算削掉眉脊也不会影响正常的咀嚼。科学家认为没有实际功能的眉脊，具有某种社交功能——类似于其他灵长类动物，用来展现社会支配地位。或许是坚硬的眉脊没法表达很多的意义，所以就逐渐退化了。在我们现代人看来，失去这样的眉脊可能会让我们看上去较为友好。与此同时，平坦、竖直的前额让我们的眉毛变得更富有表现力。

我们能巧妙地移动眉毛，以此来传达我们内心的小心思。比如双眉上扬表示欣喜或惊讶，单眉上扬表示不理解或者疑问，眉毛下拉则代表有点儿小生气，皱起眉头更多是不同意的意思，等等。那么你有没有想过，"爱秀"的眉毛究竟有什么用处呢？

过去人们认为，它可以防止水和细微的碎屑进入眼睛。可你有没有发现，那些眉毛稀疏，甚至没有眉毛的人也未受到影响。最近的研究发现，眉毛的作用是用来传达表情的。现代人能拥有社交所需的庞大表情系统，很大程度上是眉毛的功劳。

其实大约在20万年前，人类才进化出了灵活的眉毛。

那个时候，人类社会正处于重大的变革中。其中最主要的是，没有亲缘关系的人类群体开始合作了。我们的祖先不再局限于有血缘的合作，而开始了与非家族成员的协同合作。此时，人类祖先开始通过眉毛表达出更多的情绪，尤其是友好。这帮助我们的祖先在竞争残酷的原始社会中更好地存活下来。

如今我们现代人传情表意很多都在眉毛的小动作里。喜上眉梢、眉飞色舞、眉开眼笑、低眉顺眼、愁眉苦脸等都展示着你的情绪和状态。除了眉毛，人类独有的眼白也为我们表情系统的发展做出了巨大的贡献。别以为眼白只是人类拿来翻白眼用的，它可大有用途。

眼白也叫作"巩膜"，是眼球表面包裹着的一层不透明的纤维状保护层。不光人类，很多动物也有巩膜这一构造。与人类不同的是，动物的巩膜一般很难被发现。在自然界中，视线是一个很重要的信息。比如，对于大多数猴子来说，四目相对其实是发起攻击的前兆。但如果看不出来对方是否在盯着自己，就无法预判危险是否要来临。因此，巩膜和眼睛本身的颜色应该相近，以此避免因暴露视线而遭到攻击。就连狗、大象、马也有部分白色的巩膜，但大多时候都被它们隐藏起来了。

那么，作为唯一拥有大面积眼白的生物，人类难道就不怕暴露自己吗？怕归怕，但人类很快发现了眼白的好处，并对此加以利用。原因在于，人类的非血缘协作增加后，就必须提高沟通和合作的效率。光有上文提到的眉毛是不够的，还必须有其他表达情绪的器官。此时，失去巩膜的色素，拥有眼白无疑是好的选择。眼球本来就是深色的，配上雪白的巩膜，就让人眼的活动变得更加清晰。

实际上，人类眼球的转动是由眼外肌支配的。眼外肌由眼球巩膜上附着的六条肌肉组成，能使眼球随意转动。也正因如此，人类才出现了"翻白眼""看眼色""使眼色"等表达情感的动作。如此一来，同伴往哪里看，有什么小心思，你就能看得明白了。有了眼神的交流，我们的祖先在合作共赢上就会变得更容易。所以，不管眼球是哪些颜色，我们人类的巩膜都是白色的。

看到这里，你已经了解了眉毛、眼白的作用就是产生表情了。不过，人类要想更为精准地表达意思，还必须实现整个脸部的联动。比如全世界通用的"生气脸"，就是皱着眉、噘着嘴、张大鼻孔、眯着眼等。就算从没见过发怒表情的盲童，发怒时也会做出与其他人一样的表情。与面部肌肉组织舒展的表情相比，愤怒的表情使人看起来更加"强壮"。这似乎在告诉对方"我要反击了"，以威慑对手。

又比如在神经学家杜尼·德博洛看来，发自内心的笑不光要抬起上唇，露出牙齿，还要使面颊向上隆起，让眼周皮肤起皱。尤其应该多注意眼部活动，看是否发出标志性的"眨眼"动作。如果一个人的眼部肌肉没有出现任何收缩的迹象，我们很容易感受到这个笑容是假的。

我们在恐惧的瞬间表现为：眉梢上扬、瞳孔扩大、眼光发直、嘴张大。不难看出，由于人脸不断地进化以及整体的联动，我们才形成了完整的表情系统。时至今日，我们还倾向于根据这一套表情系统来判断动物的情绪。你一定见过眉弓内侧向上抬起形成的"无辜狗狗眼"。你的狗抬头看着你，露出眼白，耳朵耷拉着垂在脑后，舌头舔着空气，露出不知所措、委屈的表情，你下意识地以为它是因为做错了事而内疚。

　　然而 2009 年的一项研究发现，狗狗表现出"内疚"的表情其实是在表达它们的恐惧。这种"委屈脸"大多出现在它们被主人责骂的时候。

　　至于狗狗是否有内疚这种情绪，科学上还没有足够的证据给予肯定。但以后如果它露出了"委屈脸"，请记得它那是在害怕。因为它可能记住了你呵斥时的动作、表情和语气。

　　既然狗狗不会内疚，那它们是真的在冲我们笑吗？嘴巴张开，嘴唇向后咧着，有时舌头伸在外面，狗狗的笑容真是灿烂而可爱。很抱歉，目前也没有证据显示，狗会像人类一样，用这个表情表达自己的快乐。不只是狗，很多动物的行为我们都会用人类的习性来解释。比如背对着你坐着的猫并非嫌弃你，可能只是它不想盯着你而已。

　　看来，人类为了成为"行走的表情包"，还充分发挥了"脑补"的能力。谁还能想起，当初人类的面部曾经如面具一样地生硬。经过了上百万年的演化，我们能拥有传达出 20 余种不同表情的能力。恐怕数字时代再多的表情包，也没人类面对面的表情来得生动吧。

◎ AFP. Furrowed Eyebrows Helped Modern Humans Evolve: Seeker[EB/OL]. [2018-04-10]. https:// www.seeker.com/archaeology/ furrowed-eyebrows-helped-modern- humans-evolve.

◎ SPIKINS P. The evolutionary advantage of having eyebrows: The conversation[EB/OL].[2018-04-10]. https://theconversation.com/the- evolutionary-advantage-of-having-eyebrows-94599.

◎ 艾克曼.情绪的解析 [M]. 海南：南海出版公司，2008.

◎ 达尔文.关于人以及动物表情 [M]. 浜中浜太郎，译.东京：岩波文库出版社，1931.

动物都有固定发情期，
为什么人类却一年 365 天都在发情？

"春天来了，万物复苏，又到了动物们交配的季节。"

赵忠祥老师在《动物世界》中告诉我们，几乎所有雌性动物都有一个固定的性欲冲动期。在生理上，雌性动物的乳房、生殖器官会肿胀，身体散发特殊气味等。它们不但会接受雄性的求偶，还会故意做出各种撩人的姿态，吸引异性。

这正是我们常说的"发春"，也叫发情期。而在其他时间里，雌性动物都是几乎不接受交配的。不过，动物"发春"并不一定要在春天。动物发情期的选择主要取决于什么时候交配，更有利于下一代的繁育。综合考虑妊娠或孵蛋所需的时间，它们会选择最适宜的时机发情，以提高后代的成活率。

而如何判断发情时机，需要外部环境提供信号。气温、光照时长、食物等合适的外部条件，都可能会促使雌性进入排卵周期。例如，一只年轻的雌性野猫①需要大约 12 个小时的日光，才能触发它的发情期。

猫的孕期很短，只有两个月。而这也意味着，在野外的猫很少在冬天怀孕。毕竟天寒地冻下，幼猫夭折的概率是极高的，任哪只母猫都不希望白忙活一场。

———————

① 只有在野外生存的猫咪才会有固定的发情期，因为家养宠物猫在室内光照下可以随时发情。

于是春天一到，野外母猫便开始集体叫春，同时迎来一股"幼猫潮"。另外，如果动物的孕期较长，它们就会选择在秋冬发情，例如斑马、牛羚、山羊、绵羊等。

回到正题上，人类的发情期又怎么说？严格来说，人类女性并没有明显的发情期。一方面女性在排卵期和非排卵期，都会产生性欲和发生性行为，不会产生明显的性欲波动。另外，别说男性无法察觉女性的发情的特征了，就连女性自己，也感受不到自身欲望的变化。

虽说，人类也确实存在着生育高峰期。例如我国1989年的一份研究显示，1946—1981年里，婴儿集中出生在10月，其次是11月和12月。将时间线往前推10个月，我国妇女们集中怀孕的时间也就集中在了春天。那么，这会是人类发情期的线索吗？

很遗憾，生育高峰期与想象中还是稍有区别的。综合其他统计可以发现，不同地区的生育高峰期有着很大的区别。通过对130多个国家和地区的大量数据分析，科学家发现了一个终极规律。那就是在重大文化庆祝节日的时候，人们的性欲往往会达到顶峰。因为，这些节日总是伴随着假期。大家都可以卸下工作的重担，终于有空办正事了。

例如，在中国，春节长假期间怀孕的人数最多。而在美国，圣诞是最长的假期，对应的怀孕率也是最高的。反正只要一有空，人类就要开始造人，于是才会在十个月后出现一股"婴儿潮"。所以换种说法，人类这种生物一年365天，天天都在发情期。那么问题来了，人类女性为什么失去了明显的发情期呢？

其实，这也叫作"隐藏排卵期"（Concealed ovulation）。不过，从其他动物的角度看来，人类隐藏排卵期确实是一件非常搞笑的事情。我们现在可以看到，许多备孕的女性都需要用体温计、外加掰着手指头才能勉强计算出排卵期和安全期。而且，这些方法准确率还不高。所以，这也被戏称为"薛定谔的排卵期计算法"——不到怀上的那一刻，都不知道自己算准了没。

于是，我们总能看到一大堆女性备孕失败的同时，也总有一大堆女性避孕失败。而要想更准确地知道女性是否处于排卵，还得去医院照个彩超检测排卵，极其麻烦。

但反观其他动物，有清晰的发情期特征指导，繁衍后代就非常方便了。对雄性动物来说，能准确识别雌性的排卵期可谓头等大事。因为只有抓准了雌性的排卵期，才能让自己的基因更加高效地遗传下去。而在交配这件事上，除了人之外的雌性动物都是非常配合的。只要一排卵，绝大多数雌性动物都会立即表现出各种发情期特征。

这也让动物们交配以及受孕的成功率大大提高。它们基本上可以做到"一击命中"，根本不需要浪费这么多心思去备孕。不过，作为人类，也不用为此伤神。毕竟从基因延续的角度看来，两性不但是合作关系，还存在着各种明争暗斗。人类女性选择了隐藏排卵期，反而是一种更聪明的繁殖策略。

而这，还需要从漫长的两性之争说起。

在不考虑成本的情况下，动物都希望将自己的基因传播得尽可能广。而在理想的状态下，母方出卵子、父方出精子。这种一起合作，将双方基因延续下去的游戏本该是公平的。但自从雌性成了下蛋或产崽主力军的那一刻起，这场"基因延续竞赛"中雄性似乎就一直处于上风。因为我们可以在自然界中看到，许多物种本身都是不存在"父方亲代投资"的。

对于所有的4000多种哺乳动物以及200多种灵长目动物而言，受精和怀孕都是在雌性动物体内完成的。其中绝大多数小动物，刚出生甚至还没出生，就犹如"丧父"。雄性只提供了精子，什么都不用做就能获得一个携带自己基因的幼崽。而雌性除了漫长的怀胎之外，还需独自照料后代长大，耗费的精力是巨大的。

除此之外，在雌性悉心照料幼崽期间，雄性还可以继续找其他的雌性交配，为延续自己的基因疯狂"播种"。所以，在人类的猿类近亲中，我们可以看到无论是黑猩猩，还是大猩猩，雄性都会用武力抢夺配偶。

在猿群中，一般只有首领雄性才有与其他雌性交配的权力。而这种首领雄性，体格往往也是最强壮的，拥有着最庞大的"后宫"。这也是我们常说的一夫多妻制。雄性繁殖成功的关键是如何垄断更多雌性配偶，保证自己的繁殖地位。而进化早期的人类，也经历着同样的社会形态。

但今时不同往日了，人类社会基本已经走向了一夫一妻制。哪怕在原始狩猎、采集人群中，都有接近 80% 的家庭是属于一夫一妻制的。那么，我们是如何从首领独占老婆，发展到如今一夫一妻制的？

女性隐藏排卵期，很可能是早期人类从一夫多妻制走向一夫一妻制的关键。"父方亲代投资"假说认为，母方隐藏排卵期能让父方承担起抚养后代的责任。如果雌性不再发出发情信号，那么雄性将无法检测到它们排卵的准确时期。也就是说，雄性也不知道雌性究竟是否成功受孕。而这也导致了雄性的繁殖策略有所改变，从原来与多个雌性交配，变成不得不和一个雌性多次交配。

除此之外，没有了发情期特征的指导，雄性还将面临一件更加苦恼的事情，那就是父系不确定。如果雌性有发情期，那么雄性只需在雌性发情期内与其交配，并在这一时期防止雌性与其他雄性交配即可。因为发情期一过，雌性就会主动拒绝一切雄性的求爱。

但雌性失去发情期，变得随时随地可以交配怀孕，怎么防止其他雄性乘虚而入就成了大问题。也就是说，雄性需要一直守在雌性身边，才能确保孩子是自己亲生的。而有了雄性的陪伴，雌性也不再是独自抚养后代了，"父方亲代投资"加入。要知道相对其他哺乳类动物，人类婴儿并没有那么好养活。

具有重要意义的直立行走，使雌性的产道变得更窄了，因而很容易发生难产。于是在自然选择的压力下，人类婴儿几乎都成了"早产儿"，婴儿死亡率极高。所以，女性就不得不花更多的时间和精力照顾孩子。而在亚马孙雨林原始部落得到的结果是，死了父亲的婴儿的死亡率非常高。如果多了父方的照看，婴儿的存活率自然会大大提升。

尽管婴儿的死亡对父方和母方来说都是一种打击，但这种打击对母方来说也更加致命。而在这场"繁殖竞赛"里，人类女性通过隐藏排卵期将父方锁在自己身边，才算扳回了一局。所以从某种程度上来说，这很可能促成了现今人类社会的一夫一妻制。

当然，"父方亲代投资"只是解释人类隐藏排卵的一个假说。也有的学者认为，人类女性隐藏排卵是为了减少"杀婴事件"的发生。而这个假说，则可以从倭黑猩猩身上找到一些证据。事实上，除了人类以外，灵长类中的倭黑猩猩也会隐藏排卵期。只是，雌性倭黑猩猩隐藏排卵期的方式与人类刚好相反。它们不是不显示发情期特征，而是长时间地显示出发情期特征。

在许多物种里（特别是雄性竞争更激烈的物种），杀婴行为是新生儿最大死因。例如，大猩猩幼崽的死因，起码有 1/3 是雄性的杀婴行为。大猩猩群体中的首领雄性一"登基"，就会把旧首领刚出生的后代杀掉。因为一般情况下，动物哺乳期是不发情的，分泌乳汁会使排卵受到抑制。但若孩子没了，雌性就不用再分泌乳汁了。所以雄性大猩猩会把嗷嗷待哺的幼崽杀死，好让雌性再次进入发情期，尽快怀上自己的孩子。

那么，雌性该如何规避雄性这残暴的杀婴行为呢？

一些雌性动物采取了一种奇特的应对方式，那就是"滥交"。雌性通过与多个雄性交配，好让雄性难以分辨哪些孩子才是自己的。而为了避免误伤，雄性杀婴行为便会减少。例如，雄性倭黑猩猩就是极少数不会杀婴的灵长类动物之一。而倭黑猩猩也常被称为"性观念"最开放的动物，因此雄性更不易识别出哪些孩子是自己的后代。

但倭黑猩猩隐藏排卵的方式，与人类不同。尽管灵长类的排卵周期没有什么区别，但雌性倭黑猩猩却更长时间地表现发情期的特征。而这同样能达到隐藏排卵期的效果。它们的外阴有 50% 的时间都处于肿胀状态。这犹如一个虚假广告，让雄性倭黑猩猩前赴后继地与之交配。人类隐藏排卵期的策略被看作"淑女模式"，而倭黑猩猩的隐藏排卵策略则被看作"荡妇模式"。

当然，上面所说的两种理论并非互相矛盾的。

在人类进化历程中，它们很可能都起了非常重要的作用。无论哪种模式，都是行之有效的。人类开始双方照料婴儿，男性也从无止境的雄性间的暴力互殴中解脱。而人类现在拥有的"美好爱情"，或许也正是源于女性迈出的这一大步。

◎ 瘦驼. 春天来了，"发春"还远吗 ?: 果壳网 [EB/OL]. [2016-02-04]. https://www.guokr.com/article/441168/.

◎ 陈瑞，郑毓煌. 进化的女性生理周期：波动的繁衍动机和行为表现. 心理学进展 [J]. 2015.

◎ Concealed ovulation：Wikipedia[DB/OL]. [2020-03-26]. https://en.wikipedia.org/wiki/ Concealed_ovulation.

◎ 戴蒙德. 性趣探秘——人类性的进化 [M]. 上海：上海世纪出版集团，2008.

至少要多少人才能延续文明？
孤岛效应或许正在扼杀人类文明

许多科幻灾难电影，都会有一个灾后重建的设定。全球人类的命运，最后总会落到一小部分人的身上。他们每一个人身上，都肩负着重建整个人类文明的使命。那么，劫后余生最少需要多少人才能维持现有文明？

在《圣经》中，只需亚当、夏娃两人，就足够孕育后代了。但这在理论上，当然是不可行的。只需要一代人，他们就会面临近亲繁殖的难题。一级亲属间（父女、母子、同胞兄妹）的近婚系数（inbreeding coefficient）为1/4。也就是说，他们孕育的个体，其两个等位基因来自双亲共同祖先的概率为25%。这种程度的近亲婚配，会使后代患常染色体隐性遗传疾病的风险激增，让人类迟早陷入崩溃。过去为了保持血统纯正而近亲婚配的皇室贵族，就是前车之鉴。

不过，想要解决上面这些问题并不算难。

纯生物学上的答案，是很明确的——大概只需要几百人，就基本能保证人类基因的延续了。斯特拉斯堡大学的天体物理学家弗雷德里克·马林，就提出98这个最低下限人数。只需98人的健康群体，就能有足够的遗传多样性来繁殖物种并重建人口。但问题是，重建人类文明的事，可不是简单的生物学问题。

现代人类文明的基础是错综复杂的。维持医疗、电力、教育、交通、矿业等各个系统正常运转，需要无数"螺丝钉"。只剩三位数甚至两位数的人类，自然远远不够。大家勉强生存下去尚属不易，延续人类灿烂的文明更是奢侈。哪怕是将人口数量提到以亿计算，都没人敢拍着胸脯保证能重建当前的文明。

事实上，别说重建人类文明了，光是维持现有水平都不容易。文明并非线性的进步，事实上还有退化这一下场。在人类学研究中，就有这么一个的名词——塔斯马尼亚岛效应（Tasmanian effect）。在没有外部技术输入，且人口过低的情况下，某些地区的技术水平不但会被永远锁死在某一水平，甚至还会发生倒退。

塔斯马尼亚，是南半球的一个小岛。

它与澳大利亚大陆隔着两百多公里宽的巴斯海峡，其面积是中国台湾的1.87倍。而塔斯马尼亚人，是地球近代史上最孤独的族群之一。但最可怕的不是孤独，而是封闭让他们陷入了文明的退化。塔斯马尼亚效应还有个别称，叫作"塔斯马尼亚岛逆向演化"（Tasmanian devolution，其中 devolution 是 evolution 反义词）。

发生在塔斯马尼亚岛上的几万年文明"逆演化"历史，就给我们带来了一些警示。考古证据显示，人类第一次踏上澳大利亚大陆至少是在6.5万年前。

在今天看来，澳大利亚大陆是遥不可及的大陆。但事实上，海平面在冰川期会下降。人们虽不能直接徒步到澳大利亚大陆，但可以将澳大利亚大陆与其他大陆之间的岛屿作为中继站，通过简单的浮筏就可以渡过。而到达澳大利亚大陆后，澳大利亚大陆土著的祖先就穿过巴斯平原的陆桥到达塔斯马尼亚。至少在4.2万年前，塔斯马尼亚岛上就已经有人类的足迹了。那时候，塔斯马尼亚还与澳大利亚大陆相连，两地的人类还有联系。

大约在一万年前，海平面的快速升起使巴斯平原变成了巴斯海峡。当时，这两个大陆的族群都还没有造出能横渡巴斯海峡的水运工具。茫茫海水把塔斯马尼亚与澳大利亚大陆的日常联系彻底切断。于是，塔斯马尼亚岛的几千人至上万人就像完全被隔绝，孤独地活在世界上。

从这个角度来看，塔斯马尼亚岛就是一片世外桃源，没什么不好的。岛上丰富的物资，保证所有人丰衣足食是绰绰有余的。但是当欧洲白人第一次登上塔斯马尼亚岛时，他们都被当地土著落后的生活惊呆了。塔斯马尼亚人过着的竟是世界上最原始的生活。

我们会根据一些特征来评估一个族群的文明水平，例如服装、工具和武器的复杂性等。当时的塔斯马尼亚人，已经失去了制作最基础的工具的技能。就连最简单的，将坚硬的石头或兽骨绑在木质把手上制成斧头或矛、箭等工具，他们都不会。

要知道，这些基础工具，哪怕是已经从地球上消失的人属都会制造并使用了。

不说尼安德特人了，就是脑袋只有咱们的四分之一大的佛罗里斯人（也叫"小矮人"）在9万年前就掌握了这些技能。

而塔斯马尼亚人，是智人。智人作为地球霸主现已登上月球，我们打造的探索装置更是飞出了太阳系。但被孤立的塔斯马尼亚人仿佛活在一个平行宇宙，就连最基础的工具都不会用。如果硬要评估的话，那塔斯马尼亚人的技术比旧石器时代还要落后。他们最先进的武器和工具，只有木制的长矛、石头和投掷棒罢了。

当时，已经拥有丰富殖民经验的欧洲人，都为塔斯马尼亚人的落后而惊讶。后来欧洲人一度认为，这是一种极其原始的族群，或处于猿类到人类之间的过渡阶段。但是他们在外貌上，和我们又是如此的相似。在后续一百多年的考古发掘中，人类才揭露出了一个更惊人的事实。

在过去，塔斯马尼亚人的技术水平，其实与澳大利亚土著是相当的。

他们一开始就拥有先进的狩猎与捕鱼技术。但在隔绝的一万年里，塔斯马尼亚人就已忘记了他们祖先们都会的大部分技术和知识。而考古线索也显示，这些工具和技术是一步步被丢弃的。每隔一段时间，在塔斯马尼亚人这个小群体中就会有一些技能消失。

欧洲殖民者首次见到这个族群时，他们基本上已经不会穿衣服了。但我们可以确信的是，塔斯马尼亚人在过去是穿得很暖和的。因为在一万多年前，这里的气候比现在要寒冷得多，岛上较湿润的部分都是长年冰封的。本来，塔斯马尼亚人也会使用骨制工具的，如骨钩、缝纫用的骨针等。但很可惜，这些技术到后来统统都失传了，没人再去缝制衣服。

所以现在的情况就变成了，塔斯马尼亚人夏天选择赤裸。到了冬天，他们也只是披着简单的沙袋鼠皮，再用碎的兽皮绑紧。就算是特别寒冷的时候，他们也只是在暴露的皮肤处涂点动物油脂就了事。塔斯马尼亚岛四面环海，海产资源是十分丰富的。但考古证据却显示，大约在 5000 年前塔斯马尼亚人捕鱼的频率就开始降低了。到了 3800 年前，他们就彻底停止了捕鱼这项活动。而与捕鱼相关的工具，如渔网、鱼叉、鱼钩等工具也随之消失。面对众多的海洋生物，塔斯马尼亚人只会拾点沿海的甲壳类动物为食。

从此，他们过上了更加原始的采集－狩猎生活，四五个家庭为单位地相依为命。

到西方人登上岛屿时，大约有 4000 塔斯马尼亚人生活在岛上。很难想象，他们居然能放弃营养如此丰富的鱼类。有许多记录都显示，当塔斯马尼亚人第一次看到欧洲人捕鱼时，他们就显露出了异常惊奇的神情。而以上所有的技术与工具，在离塔斯马尼亚岛不远处的澳大利亚大陆上依然都在沿用。此外，澳大利亚大陆土著的技术与工具还要先进和丰富得多，让人眼花缭乱。

不过幸好，塔斯马尼亚人还未丢失"生火"这一最重要的技能。不然，他们连挤进旧石器时代的资格都会彻底丧失。但回过头来看，塔斯马尼亚人的外貌和心智与现代人都是相差无几的。当欧洲人到来时，他们很热切地进入了快速学习的模式，并接受了许多先进的技术。只是很可惜，他们最终还是不敌欧洲殖民者的屠杀和外来者带来的病菌。

现在，已经不存在纯种的塔斯马尼亚人了。当时的塔斯马尼亚人落后得太多了。在欧洲白人看来，这甚至都算不上战争，完全是一个高级文明对另一个低级文明的碾压。从塔斯马尼亚岛的案例看来，世外可能并不存在桃源，反而是一场文明退化的灾难。没有人知道在塔斯马尼亚岛上具体发生了什么，但文明就是这样一点点丢失的。

考古学家里斯·琼斯便形容道，这是一个"对思维进行慢性扼杀"的案例。而在人类学研究中，这种因环境封闭、人口规模太小而无法传承现有技术与文明的现象，则被称为"塔斯马尼亚岛效应"。

不过，塔斯马尼亚岛上的文明退化绝非孤例。20世纪以来，科学家发现在许多独立的岛屿上，隔一段时间就有一些技术失传。而从化石记录看来，地球上的人类文明失传率是惊人的。"失落的文明"是个经久不衰的迷人概念。理论上，几百人足够延续人类香火。但遗失而孤立的文明，几乎注定只有日渐退化到衰亡的结果。

我们知道，人类的认知能力表现在社会学习上，每一个人都是模仿高手。新技术是不可预测的，就集体而言，更庞大的群体产生新技术的次数会更多。这些新的技术和知识，又可以通过模仿这一行为模式散布到整个族群。所以在有限规模的社会中，就很可能存在着一个文明发展的上限。这不禁让人联想到，地球何尝不是一座宇宙中的塔斯马尼亚岛。

生活在地球孤岛上，人类文明或许也有一天会达到极限。

◎ POWELL S C. How many humans would it take to keep our species alive? One scientist's surprising answer：NBCNews[EB/OL]. [2019-08-14]. https://www.nbcnews.com/mach/science/how-many-humans-would-it-take-keep-our-species-alive-ncna900151.

◎ HENRICH J. Demography and cultural evolution: how adaptive cultural processes can produce maladaptive losses: the Tasmanian case[J]. American Antiquity, 2004.

04 头骨化石失踪的北京人，真不是你的祖先

对于人类起源于非洲的说法，很多人在情感上仍无法接受。毕竟过去我们一直认为自己的祖先是"北京人"。至此，仍有不少学者认为人类是多地起源的，相互间有基因交流。但很抱歉，那个头盖骨失踪的"北京人"，真不是我们的祖先。那么，"北京人"头骨考古挖掘研究的前后历经了哪些辛酸的往事呢？

1929 年 12 月 2 日，在北京西南周口店龙骨山一带，裴文中正有条不紊地组织龙骨山考古挖掘的收尾工作。这位身材孱弱的年轻人原本就读于北京大学地质系。由于毕业后没能找到工作，他就先来到周口店当临时工。在这里，他不卑不亢，跟着大伙儿学习考古发掘的知识。经过一年多的努力，他已经能自己独立分辨化石了。恰逢此时，周口店的挖掘工作也碰到了坚硬的岩石。专家们觉得这里不会有什么进展，就都离开了。唯独他坚持留下来带领工人们完成最后的挖掘工作。下午 4 点，天色渐暗，寒风呼啸，裴文中仍聚精会神地工作。突然，发掘工人们意外发现了一个黑暗的新洞穴。于是，裴文中腰间系上绳索，带着他们一起下到洞中考察。借着微弱的烛光，一名工人在洞穴底部的土层中挖到了圆形的硬壳。裴文中前来查看后，大声惊呼："是猿人！"

他当即掏出撬棍，十分细心地将这块头盖骨发掘出来。随后，他将这块头盖骨包裹在随手脱下的外衣里，并小心翼翼地抱着它离开洞穴。他连夜写信报告，之后还用被子裹着它送到北京地质调查所。通过当时最先进的技术鉴定，确定其是距今70万年猿人的头骨化石。

这一重大的发现，让世界为之震惊。一直以来，考古学家发现的大都是人的牙齿，从未发现相对完整的头骨。而头骨的发现不仅证实了猿人的存在，还给当时提供了人类历史至少有70万年的证据。在这之后，周口店遗址不断有新的发现。截至1937年，那里就一共出土了"北京人"头盖骨5个、面骨6件、颅骨碎片15块、下颌骨14块、牙齿147枚，以及大量的头后骨化石。因此，它也是世界上内涵最丰富、材料最齐全的直立人遗址。伴随着遗址挖掘工作的进行，我们得以了解数十万年前的"北京人"的生活。

我们的中学课本生动地刻画了"北京人"的生活场景：白天，男人出门打猎，女人带孩子采集果实；傍晚，大家带着猎到的猎物、采到的果实回到洞中，一起点燃篝火，烧烤野物……然而，真实的"北京人"生活真的有那么和睦美好吗？

当时，一位来自德国的考古学家魏登瑞就发现有件事特奇怪。按理来说，人的头骨跟四肢骨的数量比一般是1∶2。但发现的所有"北京人"的化石里，却出现了头骨过多，而四肢骨的数量不够的情况。排除各种可能后，他认为这些多余的头骨很可能是"北京人"进行同类相食的证据。而在这些头骨与四肢骨上，似乎遗留着取食脑髓或骨髓后的破损痕迹。

不过也有考古学家认为，这些骨头上的痕迹正好与食肉动物的犬齿相合，可能是鬣狗啃出来的。但这并不能排除"北京人"自相残食的可能性。因为20世纪90年代，美国学者博阿兹等人运用电子扫描镜技术重新观察了"北京人"的第一代头骨模型。他们从中找到了一些人工的石器切割痕迹，破损形态与"用石片来回锯"产生的结果相符。这也意味着这是"北京人"的活动所导致的。可见，"北京人"的生活并没有我们想象得那么美好。

至于当时的人类有没有开始用火，考古学家则找到了相应的证据。他们发现了大量的明显烧过的动物骨骼和灰烬层。但这并不能确定，他们是否已经学会了有意识地用火。毕竟，自主地控制用火，对人类演化是十分重要的。不管怎样，我们能明确的是，"北京人"真不是我们现代人的祖先。

那我们先来看看那个长久以来的误解是从何而来的？

人们普遍认为，直立人主要生活在亚洲境内，生存年代从 180 万年前一直到 3 万年前。从还原的图像能看出，直立人保留了一些介乎于猿和人之间的原始特征。比如脑袋的上窄下宽、额头较为低平、嘴巴向前凸出等。而"北京人"作为亚洲直立人中的一支，是人类演化树上的重要成员。有一种观点认为，"北京人"所属的直立人是具有地域性特征的多态种。

各地区直立人之间的差异可能与当时的气候环境造成的相对隔离有关。在地理隔离的情况下，东亚地区的直立人和非洲的直立人分别演化出了后代智人。从这个角度来看，北京直立人是中国智人的祖先。在这个基础上，魏登瑞提出了"连续进化附带杂交"的假说。该观点认为，中国的古人类就是连续进化的，并且进化出共同的特征。比如北京猿人与现代中国人有一些共同的特征：出现在头骨正中央的矢状隆起、下颌圆枕、铲形门齿等。这也是为什么我们多年来一直认为"北京人"是现代中国人的祖先。

直到近年来分子研究技术的出现，才改变了这个观点。根据分子人类学的研究成果，证明现代人于 10 万~20 万年前在非洲东部出现。并且至少在 6 万年前，他们才进入东亚。

这一观点刚出现时，当时任职于美国得克萨斯大学的科学家金力并不同意。于是，他联合了我国的科研单位进行合作研究。在此之前，人类非洲起源说的遗传研究关注女性线粒体。这一次，他们则着重研究男性的 Y 染色体。比如他们重点研究了染色体态形 M168。结果是所有从现代中国人身上采集到的基因样本，都有人类在非洲时产生的突变型 M168。所以，金力也不得不承认，目前的基因证据并不支持现代中国人有独立起源的说法。

他们认为，在 4 万~10 万年前的东亚地区，很可能存在一个化石"断档"期。也就是说，这一阶段的人类遗址非常少见。4 万~6 万年前源于非洲的现代人到达我国的南部，逐渐取代了当时生活在那里的直立人种。有古生物学家认为，以"北京人"为代表的亚洲直立人只是人类演化过程中灭绝的旁支，没有留下后代。

尽管"北京人"并不是我们的祖先，但它对研究人类早期进化有着不可磨灭的意义。通过对"北京人"的研究，我们发现他们当时的脑容量大约为1088毫升（现在人类为1400毫升），他们中有68.2%会在14岁前死亡，身高基本上在150~160厘米。然而，令人遗憾的是，当时从周口店遗址中发掘出来的5个头盖骨遗失了。

追溯这段往事，实在令人悲愤不已。日本全面侵华战争开始后，北京很快就沦陷了。当时为了保证头盖骨的安全，中国决定把五个头盖骨送往美国保管。结果很不幸，这批头盖骨在运送过程中遭到了日军的拦截。等到战争结束之后，这批头盖骨却下落不明了。

而它们的丢失，也成了考古学史上的世界奇案之一。

有人说它们还在协和医院的地底埋着，有人说它们已经被送到了美国，也有人说它们被日本运回了国内，又或者是日本人不知其重要性，将它们毁坏了。不管哪种说法，这批"北京人"头盖骨就此消失在人间。如今博物馆展出的"北京人"头盖骨是专家根据尺寸制作的模具。值得一提的是，当时发现第一个头盖骨的裴文中余生都在寻找"北京人"头盖骨的下落。

1966年，裴文中在寻找了20年仍杳无音信后，又组织了对周口店的发掘。他最大的愿望是"希望能再次从自己手中找到中国猿人的化石"。天不遂人愿，这次仅发掘出了一块额骨和一块枕骨。这是目前仅有的少数的北京猿人头盖骨化石标本。

万幸的是，关于头盖骨的大部分模型、照片和论文都被保存下来了。还好，科学家能通过这些材料研究"北京人"的生活，揭开远古人种的神秘面纱。当然，也希望消失的"北京人"头盖骨化石未来能回到我们的手中。

参考资料

◎ 夏军 . 裴文中与北京人头盖骨化石 [J]. 中国档案，2014(05):76-77.

◎ 蔡晓云 . Y 染色体揭示的早期人类进入东亚和东亚人群特征形成过程 [D]. 上海：复旦大学，2009.

◎ 刘铮 . "北京人" 头骨全球大搜索 [J]. 科技潮，1998(08):91-92.

◎ 张森水 . 从周口店早期工作看裴文中先生对史前考古学的贡献——纪念裴文中先生诞辰 90 周年 [J]. 第四纪研究 ,1994(04):330-338.

◎ 汪开治 . 现代人的线粒体 DNA 起源于非洲 [J]. 生物学通报，1992(05):48.

◎ 高星，彭菲，付巧妹，李锋 . 中国地区现代人起源问题研究进展 [J]. 中国科学：地球科学，2018,48(01):30-41.

◎ 博阿兹 N T，乔昆 R L. 龙骨山：冰河时代的直立人传奇 [M]. 陈淳，陈虹，沈辛成译 . 上海：上海辞书出版社 ,2011.

人类除了聪明就一无是处？
能跑死你家的狗也是一种能耐

人类，可以说是最喜欢挑战极限的动物了。博尔特用 9 秒 58 完成了百米冲刺，成了地球上跑得最快的人。但说来让人泄气，这速度，竟还不及猎豹的二分之一。在人们的印象中，人类的运动能力在动物界基本不值一提。除了短跑比不过猎豹，人类登山还不如山羊、游泳不及鱼类、爬树不比灵长类，在力量上更是被各种动物碾压。

所以人类除了聪明以外，就一无是处了？那倒未必，其实有一项运动人类就胜券在握，那便是长跑。在大家的印象中，长跑最厉害的哺乳动物就是马了。那么猜猜看，马与人比赛，谁的长跑能力更强呢？

大约在 40 年前，英国威尔士的一家小酒馆内，人们就曾为此事争得面红耳赤。当时就有人认为，长距离跑步人能跑赢马。于是酒馆老板就较真地举办了一场 "人 vs 马" 的马拉松大赛。结果从 1980 年直至今日，这场比赛已经持续了几十年，还成了威尔士的传统。比赛赛程全长为 35 公里，参赛人与参赛骑手互为对手。

那么人类究竟跑赢马了没？

2004 年 6 月，人类首次获得了胜利，以 2 小时 5 分 19 秒的成绩击败所有的马匹。2007 年，人类再次胜出。尽管马获胜的次数比人类获胜的次数多得多，但回顾整个比赛历程，其实人类与马匹之间的成绩差距并不大。平均下来，最快的马也只比最快的人领先十几分钟。

而且需要注意的是，全长 35 公里的赛程还远不是人类的极限。但让马跑这么长距离，就很容易造成损伤了。例如在威尔士人马大赛中，马匹就有专门的 15 分钟兽医检查时间。说回人类，普通的马拉松比赛全长就已达42.195 公里了。除此之外，我们还有各种赛程长得变态的超级马拉松。世上最长的马拉松赛，也叫"超越自我 3100 英里跑挑战赛"（全程约为 4345 公里）。这项超级马拉松的标准是 51 天，算下来选手平均每天就要跑 96 公里（一般每天休息 6 小时），但参加的人还不少。其中，最快的选手只用了 40天 9 时 6 分 21 秒便完成了赛程。也就是说，他平均每天都需要跑 106 公里，并且连跑了 41 天。

人类在速度上的劣势，很大程度在慢速长跑的能力上被弥补回来了。所以论长跑，人类不敢说第一，也能挤进"之一"的行列。现在就有研究者认为，人类祖先就是长跑能手。而从进化的角度来说，我们不但适合长跑这项运动，长跑甚至还加速了人类的进化。这也正是"耐久奔跑假说"（Endurance running hypothesis）。

在 500 万~800 万年前，我们的祖先就与黑猩猩的祖先分了家，开始在地面上活动。从那时起，人类也慢慢学会了直立行走。而考古证据显示，大概 250 万年前我们祖先的食谱里就出现了大量的肉类。这表明，早期人类就已经过上狩猎生活了。但另外的考古证据却显示，可投掷的石制尖长矛直到30 万年前才出现。而更加高级的武器，就出现得更晚了。比如弓箭，要到 5万年前人类才开始使用。

那么，体能这么差的人类祖先，究竟有什么能耐猎杀草原上比人类更快、更壮、更大的动物？在石制尖长矛出现之前，早期人类能使用的武器都是极其粗劣的。其中最具杀伤力的，莫过削尖了的木棍。这些都是近战武器，只能近距离使用。

所以那些肉类食物，究竟从何而来？

早期人类的狩猎生活就像是一个谜，科学家始终想象不出那是一幅怎样的画面。但"耐久奔跑假说"就可以为此破局。根据这一假说，早期人类主要是以耐力狩猎（Persistence hunting）的方式来获取肉类的。所谓耐力狩猎，简单来说就是先把猎物追到精疲力竭，然后再近身猎杀。

即便博尔特火力全开，都难以追得上草原跑得最快的猎物。但擅长耐力跑的人类祖先，却能靠长距离奔跑把猎物跑"废"。事实上，这种狩猎方式，现今在一些原始部落里仍未被淘汰。例如，生活在卡拉哈里沙漠的布希族人（Bushmen）仍旧采用这种方式进行狩猎。

英国广播公司（BBC）的纪录片《哺乳动物的生活》（*The Life of Mammals*）中，记录了布希族人耐力狩猎的全过程。影片中的猎人在40℃的高温下，连续几个小时追捕大捻角羚。在烈日下长时间奔跑，那只成年的大捻角羚最后只能四肢发抖、呼吸急促地倒下。眼巴巴地看着猎手不断逼近，它却再也无力回天，只能安静等待死亡。

事实上，这种狩猎方式很常见。

除了非洲布希族人，墨西哥的原住民塔拉乌马拉人（Tarahumara），也常常把鹿累瘫再直接用手掐死。他们每天能跑80~130公里，所以也被誉为"奔跑族"。而澳大利亚北部的土著，则因对袋鼠"穷追不舍"而闻名。在没有远程狩猎工具的情况下，猎人们偶尔还会恢复耐力狩猎，例如西伯利亚的利科夫家族（Lykov family）。

不过耐力狩猎并非一股劲地蛮跑，而是十分讲究技巧。猎人们会更多地选择跑与走结合的方式来完成狩猎。猎物在危急关头下，会以最快的速度逃跑。但这种高速的状态，并不能维持太久。狂奔一段时间，它们就需要放慢脚步休息降温。而当猎物停下休息时，猎人就会逐渐追上来。

此外，猎人只要掌握追踪猎物的技巧，就不会让猎物跑丢。边追逐边追踪，这个过程不断循环，猎物最终只有死路一条。当然，对于耐力狩猎，人类的身体结构也为长跑提供了巨大优势。2004年，哈佛大学的人类学家便发表了一篇名为《生而能跑》（*Born to run*）的论文。文中除了详细描述了早期人类耐力狩猎的重要性以外，还列举了一系列适应长跑的人类身体特征。

首先，散热问题几乎是长跑最大的障碍。但我们在跑步过程中，却很少会为过热而烦恼。这是因为人类有着所有哺乳动物都艳羡的散热系统——体表无毛且大量出汗。人类一小时最多可以排出 3 升的汗液，长跑 3 小时就会蒸发掉体重 10% 的汗水。体表大量的汗水，就像一个"水冷装置"，可把热量带走。所以说，只要能够补充水分，人类就几乎不愁过热的问题。

此外，体表无毛更是一大优势。曾有科学家就推算过，如果原始人有浓密毛发覆盖全身，那么在 40℃ 的高温下他们只需持续奔跑 10~20 分钟就会中暑。而反观大部分哺乳动物的散热方式，就非常低效了。它们不但体毛茂密，体表汗腺亦不发达，散热能力非常有限。在奔跑过程中，散热效率跟不上，就会导致动物体温急速飙升。我们回过头看那头被布希族人追"废"了的大捻角羚，其实就是因为过热倒下的。

除此之外，四腿动物主要还靠喘气散热，但它们却无法在奔跑的同时通过喘气散热。而人类就不一样了，本身散热效率就高还能边跑边用嘴巴呼吸。雪橇犬，可以说是最能跑的动物了，每天行进超过 100 公里。但它能跑长途也是有特定条件的，仅限于寒带的冬季。如果将比赛地点换到赤道附近，那它们也很难完成长距离奔跑。实际上，雪橇犬在夏天的大多数时候都在休息，就是出于此因。

而人类除了散热好以外，也有着适应长跑的各种身体结构。例如，我们就有着猿类没有的发达颈部韧带。这可以帮助我们在奔跑时稳定与平衡头部。相对于其他动物，人类的脚趾趾节还短得不合常理。有研究表明，这么短的脚趾对直立行走的用处并不大，但对长跑非常有利。光是脚趾长度增加 20%，受试者跑步的机械工作量就增加了一倍。而我们的肌腱也比猿类强壮，它就像弹簧一样，可帮助人类在迈步时储存能量，进而大大地节省体力。再如人类有适合跑步的身体比例、利于减震的足弓、较窄的胸腔与盆骨、发达的臀肌等。以上种种，都是人类对跑步或是长跑的适应性特征。

近年来也有研究发现，人类甚至还有"跑步高潮"这一生理机制。想必提起长跑，大家内心还是拒绝的，毕竟对体育课体能测试的恐惧还历历在目。但实际上，很多有长跑经验的人都注意到了一个现象。那就是跑的时间长了，后半段的路程就不会那么吃力了，甚至会有飘飘然的快感。原来人类在半小时左右的有氧跑后，大脑内啡肽（内源性鸦片）的释放就会增加。这给跑步者带来了欣快的感觉，并对消除负面情绪有一定效果。

　　当然，对于"耐久奔跑假说"，也有不少反对意见。其中最主要的便是耐力狩猎的风险过高。一旦狩猎失败，自身消耗的能量就是个巨大的损失。但无论假说在人类进化历程中是否成立，我们至少正视了自身奔跑的潜能。

　　人类不单只有一个聪明脑子，还有一具适合长跑的躯体。

◎ Endurance running hypothesis: Wikipedia[DB/OL]. [2020-06-12]. https://en.wikipedia.org/ wiki/Endurance_running_hypothesis.

◎ CARRIER D R. The Energetic Paradox of Human Running and Hominid Evolution[J]. Current Anthropology, 1984.

◎ BRAMBLE D M, LIEBERMAN D E. Endurance running and the evolution of Homo[J]. Nature: International weekly journal of science, 2004, 432(7015): 345-352.

◎ CHEN I. Born to run: humans can outrun nearly every other animal on the planet over long distances[J]. Discover Magazine. 2006.

人类褪毛简史：为什么我们没有体毛？

毛发，是哺乳动物的一个重要特征。就算是看上去通体光滑的裸鼹鼠、大象、河马，甚至是鲸类也不例外。尽管为了适应环境，它们已褪去了大面积的皮毛，但在一定程度上还保留着毛发。

而在哺乳类动物中，人类的头发长度是其他动物无法企及的。细心的朋友应该都发现了这么一个事实，那就是人如果不理发，头发可以长到很长。但其他动物，即便从未学会剪头发这一技能，却永远不用担心"拉屎要擦"的问题。例如人类的近亲黑猩猩，它们一身浓毛总能保持一定的长度。

如果一辈子不剪，人类的头发能有多长？我想每个人都想过这个问题，但却从未用实际行动验证过。不过不要紧，喜欢挑战极限的人类总能给我们一些参考答案。美国奇女子阿莎·曼德拉今年 50 岁了，但她却有 40 年未曾剪过头发。2016 年 3 月，她的头发就被吉尼斯世界纪录认证，长达 16.8 米。但阿莎的头发长度是远远被高估的。

正常人类的头发的生长速度，大约是每个月 1 厘米。那么，按 40 年没修剪计算，她的头发大约为 4.8 米。即便再怎么天赋异禀，也很难长到 16.8 米这么长。更何况，人类头发的终极长度也不是这么计算的。我们的头发并非无限生长的，每一根毛发的寿命都是非常有限的。

除去为"秃头"所累的人，人类毛发的生长和脱落，都是呈周期性的。

毛囊（hair follicle）是产生毛发的基础单位。毛发由毛囊内的细胞生长分化而来。头发能否坚守住阵地，还得看毛囊给不给它机会继续"站岗"。人的身体共有约500万个毛囊，其中100万个分布在头部，10万~15万个位于头皮。

　　毛囊位于皮肤里，由各种激素、化学物质，以及生长因子等共同调控。而每个毛囊里面住着一群毛囊干细胞，是一个相当复杂的"迷你组织"。这些毛囊干细胞，就像毛囊周围细胞的妈妈，能不断分裂，给生长中的毛囊提供着源源不断的细胞。而这些新细胞，则可以分化为毛发、皮脂腺、黑色素细胞、平滑肌细胞等，具有多重分化的潜能。所有毛囊的生命周期，都可分为生长期（anagen）、衰退期（catagen），以及休止期（telogen）。

　　正常健康的成人头皮，有90%~95%的毛囊都处于生长期，1%进入衰退期，5%~10%为休止期。顾名思义，生长期内毛囊细胞是最为活跃的，此期可持续2~8年。在这个时期内，毛囊干细胞会大量分裂、分化，毛发呈快速生长状态，生机勃勃。而过了生长期，毛囊就会迎来2~3周的衰退期。在这个时期，毛囊里的细胞也开始程序性凋亡，毛发不会再变长。此外，发根还会从皮下组织被推挤到毛囊干细胞的附近，毛囊也由长变短，体积缩小。

　　当细胞凋亡停止之后，毛囊便会进入长达2~3个月的休止期。这时，头发与毛囊的连接将不再紧密，可以说是已经"死了"，随时有脱落的危机。而且，因为黑色素生成下降，我们还可以看到发根是白色的。但对于毛囊这种周期性组织而言，死亡也意味着重生。在成熟哺乳动物中，毛囊是唯一具有自我再生功能的结构。当一个毛囊完成一个生长周期之后，只会稍作休息，便在适当的信号刺激下进入下一轮的生长期。一段时间后，在同一毛囊内会再长出第二根头发。原本还在坚守阵地的旧毛发也可以彻底退休，由新长出的毛发接替上岗。

　　所以在休止期进入下一轮生长期的时间段，头发也是最容易脱落的。梳子一梳、手一抓、水一冲都会自然掉落。其实我们人类，每天自然脱落的头发就能达到100根。但与此同时，也有相应的100根头发开始进入新的生长周期。所以说，在理想状态下，我们的头发数量会稳定地保持在 10 万 ~15 万根的。

下次洗头时（尤其是几天才洗一次头时），如果你有大把大把地掉头发的现象，那也不用过分惊慌。这可能只是正常的新陈代谢。其实，从上面介绍的毛囊周期可以看出，在衰退期和休止期，头发是基本不会变长的。换句话说，毛囊生长期的持续时间决定着毛发的长度。生长期越长，我们的头发便越有可能长得更长。一般而言，人类头皮的毛囊生长期不过 2~8 年。所以说，头发能够达到的长度其实是有限的，几米的长度差不多就触及极限了。而在同一个部位，毛发的周期则大致是相同的。

同样受限于生长周期的调控，我们身上其他部位的毛发长度也是有限的。例如，你的手毛、腿毛、睫毛，以及眉毛等只有 30~45 天的活跃生长期。所以这些部位毛发的掉落速度更快，只是因为体积太小，我们很难注意到罢了。这也是这些部位的毛发在没有修剪的情况下，也不会继续长得太夸张的原因。

同理，其他哺乳类动物的毛发也有着类似的生长周期，只是周期长与短的问题。因为有些哺乳动物的毛发生长周期很短，所以它的毛还没长到特别长时就已经掉落了。养宠物的朋友，应该就深有体会。宠物掉毛，是个永远都无法解决的问题。"一年掉两次，一次掉半年"的调侃正是这么来的。

那么问题来了，为什么文章开头的奇女子阿莎的头发可以长到 16.8 米这么长？这可能是因为她扎的是脏辫，长的只是辫子而非每根头发本身。这种脏辫的模式，其实可以让头发在头皮上更好地坚守阵地。即便一根头发脱落了，辫子也总能将其与另外一些尚未脱落的捆绑在一起。日复一日，她的头发才积累到了如此夸张的长度。

所以在吉尼斯纪录中，她打破的是"世界上最长的长发绺"纪录，而不是"世界上最长的头发"纪录。

而真正获得吉尼斯纪录认证"世界上最长的头发"的，则是 1969 年出生在中国的女子谢秋萍。2004 年测量时，她头发长度就达到了 5.627 米，不是绑辫子的那种。事实上，成年人体表覆盖着约 500 万根毛发，这个数量与成年大猩猩体毛数是大致相等的。但不同的是，人类身体上大多数毛发是几乎看不见的汗毛。而刚好相反，我们头顶则是长满了长毛。人类与猿有着共同的祖先，但在漫长的进化中人体却褪去了体毛，变得通体光滑。

现在主流的说法认为，人类生活在非洲大草原每天都需要忍受阳光的直射。为了在烈日下追逐猎物时方便散热，人类体毛丧失。早期人类习惯用跑马拉松的方式，把草原上的猎物追到精疲力竭，最后才给它致命一击。现在非洲布希族人、澳大利亚土著，以及美洲印第安人的某些部落，仍采用这种"穷追法"捕猎。

曾有科学家推算过，在太阳直射的高温下，有浓密毛发的早期人类只需持续奔跑10~20分钟就会中暑晕倒。因为全身披毛，会使身体无法快速散热。为了适应环境，人类才褪去厚重的体毛，并演化出发达的汗腺。而又因为头顶烈日，我们的头发则保留了下来，以保护珍贵的大脑不至于过热。

于是，现代人类才成了头顶长毛，却全身赤裸的模样。

但说出来扎心，即便只剩头顶这一块长毛，人类还是在为脱发问题而头疼。现在还有头发的，就且剪且珍惜吧。

◎ 吴汝康. 关于人类体毛稀少的假说和评论 [J]. 人类学学报 ,1987(1):69–73.

◎ 莫利斯. 裸猿 [z]. 何道宽，译. 上海：复旦大学出版社，2010.

明明卵生也能传宗接代，
为何人类非要忍受胎生的煎熬？

想必大多数人小时候都思考过一个问题：我是从哪里来的？不少人从父母那获得的答案也五花八门，有天上掉下来的、垃圾堆里捡的、石头里蹦出来的，等等。直到长大后，我们才清楚是母亲经过十月怀胎生下了自己。可能有人会好奇，人类为什么要选择胎生呢？明明产卵下蛋能繁衍后代，为什么非得经历一段更痛苦的过程呢？对于这个问题，大多数人都只知道哺乳动物是胎生，鸟类、爬行类、昆虫和两栖动物则是卵生的。

那么，如果问你，鲨鱼是卵生还是胎生，你能答出来吗？除此之外，还有什么特殊的生殖方式吗？

要弄清这些问题，还得追溯到脊椎动物生殖方式的进化。从现今发现的化石来看，最古老的脊椎动物应该是无颌类动物①。由于它们结构简单且低级，所以雌雄同体的有性生殖方式就足以让它们进行种群的繁衍。如今仍采取雌雄同体有性生殖方式的有蜗牛、蚯蚓和水蛭等无脊椎动物。

到了泥盆纪（距今 3.5 亿~4.1 亿年）时期，地球上的鱼类出现了高度的多样化。因此，这一时期也称为鱼类时代。那时，大多数鱼类已经是雌雄异

---

① 不具有由鳃弓发展来的颌的动物被称为无颌类动物。

体了。不只如此，鱼类还进化出了硬骨鱼类和软骨鱼类这两大支。根据自身构造的不同，鱼类也衍生出了不同的生殖方式，并沿用至今。这当中，大多数硬骨鱼类采用的生殖方式是卵生，即通过产卵的方式来繁殖。

我们日常生活中常见的鱼子就是鱼类产下的卵。当母体的卵受精后，受精卵可以在体外独立发育。而在发育的过程中，胚胎的营养物质全由卵黄来提供。经过一定的孵化后，新个体会破壳（卵）而出。其实不光大部分鱼类是卵生，我们常见的鸟类、爬虫类，以及昆虫几乎都是卵生动物。

然而，大多数软骨鱼类和少数硬骨鱼类却进化出了另一种特殊的生殖方式：卵胎生。顾名思义，卵胎生是一种介于卵生和胎生之间的生殖方式。也就是说当母体产完卵之后，会把卵继续留在母体生殖道内，直到它发育成新个体后才从母体中产出。那么，同是鱼类，是如何进化出不同的生殖方式的呢？

按照鱼类淡水起源说，海生的软骨鱼类和硬骨鱼类均起源于淡水。它们的祖先需要经历从低渗的淡水环境进入高渗的海水环境的过程。为了保持体液的平衡，它们采取了不同的渗透调节机制，也就有了生殖方式差异。其中，软骨鱼类借母体的渗透调节机制，使受精卵在体内发育，以此避开高渗的海水环境，提高胚胎的成活率。比如白斑星鲨每次可产 10 余尾，尖头斜齿鲨每次可产 6~20 尾。

这些软骨鱼类的胚胎发育时，仍然像卵生动物那样依靠卵中含有的卵黄来生存，因此称为卵胎生。而对绝大多数硬骨鱼类而言，它们仍旧将卵产于体外，任由其孵化。但受到光照、温度、盐度、溶氧量等环境变化的影响，卵的孵化率和鱼仔的成活率非常低。况且，子代与亲代的联系往往不亲密，甚至有些母体在缺少食物时会吃掉自己的卵。

出于生存的压力，卵生的鱼类只好不断地拼命产卵。比如一条鲤鱼每次能产 10 万 ~50 万粒卵，翻车鱼每次能产高达 3 亿粒卵。幸好这些卵存活下来的概率非常低，不然水域早就被堵得"水泄不通"了吧。卵胎生除了有利于繁殖后代之外，也不会像卵生那样消耗大量的能量。因此，不少科学家认为卵胎生是脊椎动物在生殖方式上从低级向高级进化的首次尝试。

但目前已知的卵胎生动物比较少，比如部分蝮蛇、胎生蜥蜴、铜蜓蜥、大肚鱼、孔雀鱼、大部分鲨鱼等。到了泥盆纪晚期，两栖类动物也逐渐繁盛了起来。由于两栖动物的卵能产在池塘、沼泽、稻田或溪涧等较为隐蔽的地方，卵的孵成率和幼仔的成活率也相对更高。

大概是没有像鱼类那样大的生殖压力，两栖动物产卵的数量相对不大，也几乎没能进化出更为特殊的生殖方式。挑起生殖方式大革命重任的当属石炭纪（距今约 2.95 亿~3.54 亿年）晚期出现的爬行类动物。当时，原始的爬行类动物摆脱了对水体的完全依赖，真正完成了征服大陆的历史过程。既然爬行类动物陆地生活的问题已基本解决，那么如何彻底摆脱水的限制来繁殖后代就成了头等大事。此时，羊膜卵在优胜劣汰中应运而生。

与鱼类产下的胶膜卵不同，羊膜卵外面有一层较厚的石灰质外壳。这层壳不光能防御损伤，还能减少卵内水分的蒸发并阻止细菌对卵的侵害。卵中具有一个很大的卵黄，能供应胚胎发育所需要的营养物质；此外，它有许多细小的小孔，可以让氧气渗入并让二氧化碳排出。这样保证了胚胎在发育过程中能够进行正常的气体代谢。当胚胎发育到一定阶段后，围绕着胚胎会逐渐形成羊膜，羊膜围成一个腔，充满羊水。之后，胚胎就能在相对稳定、特殊的水环境中完成各阶段的发育。

因此，爬行动物的卵再也不用产在水中，在干燥的陆地也能照常孵化出下一代。可以说，羊膜卵的出现为脊椎动物登上陆地和繁殖后代创造了必需的条件。它也被视为脊椎动物真正征服陆地的一个重要里程碑。

等到了侏罗纪（距今 1.37 亿~2.05 亿年）时代，包括恐龙在内的爬行类动物更是达到了巅峰。它们不光占据了海陆空，还在地球上称霸 1.2 亿年之久。然而，据资料显示白垩纪末期（距今约 6500 万年）发生了一次小行星撞击地球的特大灾难。当时地球上 95% 的生物灭绝了，宣告着恐龙时代的结束。

大约到了新生代（距今 6500 万年），才又大范围出现了鸟类和哺乳动物。涅槃重生后，动物的生殖方式也比之前更为高明一些。鸟类仍是采用卵生的生殖方式，但产的卵具有坚硬的外壳，能够更好地保护胚胎，大大提高了存活率。类似地，卵生动物产卵时也进化出了一定的保护机制。比如，蟾蜍卵表面有胶性蛋白可防止水分丢失，还产生了有吸收热能作用的黑色素。

而有些鱼类、昆虫则通过分批产卵来适应江河湖水质的变化，甚至还通过卵黄物质的多寡来调节发育形式以适应环境。比如，蜘蛛将卵产于蛛丝编织成的卵袋中以更好地保护卵；蚯蚓将卵产于由环带形成的蚓茧内以更好地保护卵。此时，哺乳动物也通过一种胎生的生殖方式开始称霸整个新生代。所谓的胎生指的是受精卵待在母体内的子宫里发育成熟并生产的过程，也就是我们人类的繁殖方式。当胚胎发育时，它会通过胎盘和脐带吸取母体血液中的营养物质和氧。同时，它还能将代谢废物送入母体，直至出生时这种交换才停止。

胎生为胚胎提供了保护、营养，以及稳定的恒温发育条件。这样能保证酶活动和代谢活动的正常进行，最大程度降低外界环境条件对胚胎发育的不利影响；子宫中的羊水能减轻震动对胎儿的影响；胎儿出生后较长时间的哺乳和照顾，保证了后代较高的成活率。虽说对于哺乳动物而言，胎生的成活率也比较高，但劣势是一次生产的个体少，孕育周期比较长。比如大象怀孕周期就长达约 20 个月。况且，孕育期间母体一旦出现危险，往往会导致一尸多命的结果。

哺乳动物的种群数量增长速度远远低于鱼类、鸟类动物产卵的速度，那么哺乳动物为什么还要选择胎生呢？目前的研究认为，哺乳动物这样做的原因在于：它在保证繁衍后代的同时，能有更多的时间去寻找食物，而不是伏在卵上孵卵。

出于自然选择的压力，哺乳动物也进化了一种特殊的结构来加强胚胎在子宫内的发育。胚膜变薄使胚胎与子宫内膜紧密接触，最终形成胚胎直接从子宫内膜获得营养的特殊结构，也就是胎盘。胎盘上有数以千计的指状凸起，它们像树根一样插入子宫内膜，极大地扩展了吸收营养的表面积。

以人类为例，整个胎盘的吸收表面积约为一个人皮肤表面积的 50 倍。更厉害的是，胎盘能选择性地吸收有利于胎儿健康生长的物质。比如人类胎盘在形成后可分泌大量蛋白和甾体激素，能代替卵巢和垂体促腺激素的作用，成为妊娠期间一个重要的内分泌器官。因此，胎盘的出现保证了哺乳动物的高效繁衍。这种效果是卵生方式远远达不到的。而哺乳动物也正因这种较为"费劲"的结构而生生不息。

此外，一旦哺乳动物的基数大了，胎生的繁殖速度就会异常惊人。比如19世纪澳大利亚的兔子在20年的时间由最初的几对繁衍了数十代，达到数亿只。除此之外，一些体型较大的鲨鱼（如沙条鲛科、真鲨科、双髻鲨科）和哺乳动物一样，幼崽在母体的腹中成长，靠胎盘和脐带获取营养。

看到这里，我们大概了解了脊椎动物从卵生、卵胎生到胎生的进化过程。由于时间太过久远，指不定未来还会发现怎样的化石。所以，这看起来理所应当的进化顺序一直存有争议。

传统观点认为，卵生是生物祖先的繁殖方式，之后再由许多种生物进化为卵胎生或胎生。这方面的研究较多，其中最为经典的是对具有双重生殖方式的胎生蜥的研究。结果确实显示卵胎生应由卵生进化而来。另一种观点则相反，认为胎生出现较早，卵生是次生演化。但是支持这种观点的学者较少。

21世纪以来，一项关于鱼类最早的胎生化石的重大发现有可能颠覆人们的认识。研究发现在，生物进化过程中，卵生和胎生是同时发展，而不是有先有后。2008年，澳大利亚的科学家在科学杂志《自然》（Nature）上发表文章，宣称他们发现了一具3.8亿年前的海洋古鱼类化石，上面定格了一条鱼妈妈正在胎生分娩小鱼的瞬间。这块化石上，鱼儿的脐带清晰可见，不仅如此，脐带上还连着刚生下的鱼宝宝。

这块鱼化石上正在分娩的鱼，被认为是迄今为止最古老的鱼妈妈。它将大大改变人们对脊椎动物胎生的传统认识，成为繁殖生物学的一大新发现。

不管怎样，我们大概能总结出这么一个趋势：像卵生这样相对简单的方式，懒得在子代与亲代的联系上花时间。但因子代的成活率低，反倒更需要消耗大量的能量进行产仔；反过来，胎生这种看起来更复杂的繁殖方式，花在子代与亲代的联系上的功夫更多，但更高的存活率也彰显了"磨刀不误砍柴工"的智慧。

　　毕竟比起量变，质变更可能出奇制胜。

◎ 志琨，史爱娟.鱼类的生殖策略漫谈 [J].化石，2013(04):45-50.

◎ 盖志琨.胎生真的是从哺乳动物开始的吗？——3.8 亿年前的鱼化石改写脊椎动物的胎生历史 [J].化石，2013(03):14-20.

◎ 任宵鹏.遗传研究揭示卵生向胎生的变迁 [J].生物学通报，2008(04):10.

◎ 刘子波.脊椎动物生殖方式的进化 [J].化石，1995(03):2-4.

◎ 曾勇.古生物地层学 [M].徐州：中国矿业大学出版社，2009.

◎ Agnatha: Wikipedia[DB/OL]. [2020-06-10]. https://en.wikipedia.org/wiki/Agnatha.

◎ Viviparity: Wikipedia[DB/OL]. [2020-05-31]. https://en.wikipedia.org/wiki/Viviparity.

◎ LODE T. viparity or viviparity? That is the question ...[J]. Reproductive Biology.2012,12(3):139-264.

为什么男性脆弱的睾丸要悬挂在体外？

　　进化虽然是一个缓慢的过程，但它却无时无刻不在进行着。即使是自诩高级的人类，也存在着许多不完美的身体特征。但这众多的缺陷里，最让人"蛋疼"的莫过于男人悬挂在体外的睾丸。比起女性胸前"两团肉"的抱怨，男性对自己裤裆的累赘才是最深恶痛绝的。按理来说，睾丸可是男人最重要的器官之一。如果下体受到了任何损伤，就等于宣告了传宗接代大业的破产。从进化角度来看，这将无法把自己的优良基因遗传下去，事关重大。

　　但在现实生活中，男性睾丸却偏偏暴露在体外，只由一层薄薄的阴囊包裹，没有任何保护措施。

　　想象一下，用拇指把硬币弹向天空。再以同样的力度，弹一下自己的手臂，痛吗？几乎没有感觉。但用相同的动作，以相同的力道对准蛋蛋呢？后果很严重。所以"蛋蛋"也成了男人的死穴，不少格斗术都有针对男性的阴招。一旦击中要害，男人便会瞬间丧失行动能力，动弹不得。

　　这个弱点的存在，显然有悖于常理。于是也产生了这么一个问题，这个明显的弱点，为什么没有在漫长的进化中被"修正"？

　　首先，我们可以从一种难以启齿的男性疾病说起——隐睾症。其实在胎儿阶段，人类睾丸是处于腹腔内的。随着发育的推进，到28周以后就会不断下移掉入阴囊内，最后悬挂在体外。但若是这个过程出了什么差错，使睾丸无法下降，就会形成隐睾。所以隐睾症又称"睾丸下降不全"，是小儿最常见的男性生殖系统先天性疾病之一。

隐睾症的一个并发症，便是生育能力下降或不育。睾丸能制造精子，分泌雄激素，但是只有在低于正常体温的情况下，正常的精子才能产生。实验证明，精子生存的最佳温度是35℃左右，但腹腔内的温度却有37℃那么高。这2~3℃的温差，就足以使敏感的精子活性呈直线下降。

针对这一现象，科学家们早在1926年便提出了"冷却假说"：睾丸悬挂在体外，能够使其温度低于体温。只有这样，人类传宗接代的筹码——精子，才能更好地发挥作用。

从人类睾丸的结构看来，它展现出了一些复杂而微妙的温度调节特征。例如，阴囊的皮肤总是皱巴巴的，堪比百岁老人的脸皮。虽然不太美观，但暴露的表面积越大就等于越凉爽。所以这些松弛的皱褶，正起到散热的作用。

在夏天，男性朋友们往往能感受到自己的阴囊下垂得厉害，表面也更加湿润。但到冬天，阴囊表面的褶皱会收缩得更紧致，表面也会更干燥些。同样的，私处卷曲的毛发也有利于排汗和散热。就连男性睾丸的不对称，都能用"冷却假说"来解释。在现实生活中，你绝对找不到一个睾丸对称的男人。

我们可以欣赏一下雕塑《大卫》，《大卫》被认为是最值得夸耀的人体雕像之一。雕塑中"大卫"的睾丸左侧略低，而右侧略高，再仔细点看还一边向外，一边向内。而这种一高一低、一前一后的模式，其实可避免相互挤压而引发的睾丸过热。每个睾丸都在自己的固定轨道运动，对散热有着一定的作用。若阴囊是光秃秃、滑溜溜且对称的模样，则极有可能造成睾丸过热，降低精子的活性。

此外，人类的阴囊远不是挂在体外的摆设那么简单。某些时候，它们还能发动"被动技能"来保护睾丸和精子。虽然睾丸本身没有主观意识，但肌肉却存在着一些微妙的反射。提睾肌是位于精索内外筋膜之间的一层肌肉组织，在温度调节中起着重要的作用。

当环境温度变冷时，睾丸就会被阴囊移向接近下腹部的位置，这样睾丸可以获得一些体表的温暖；若环境温度较热时睾丸则远离下腹部，以增加暴露面积达到散热的效果。所以这也是为什么不建议男性穿紧身牛仔裤、三角内裤的原因。除了难受以外，还可能让提睾肌无法收缩自如，导致下体过热。

当然，"冷却假说"后来也添加了新内容，这些新内容被称为"激活假说"。精子对温度的微小波动都是十分敏感的。当环境温度与体温相近时，精子的活力就会瞬间增加，变得更加活泼。但这种活泼更像是一种"回光返照"，只持续一段时间便会很快掉落谷底。更确切地说，精子在体温下活蹦乱跳的时间不过是 50 分钟至 4 小时。而这，也正是它们通过女性生殖道找到卵子所需的时长。

从进化的角度来看，男性生殖器官的设计，只有高效地适应女性生理结构才有意义。这也是"激活假说"的关键之处：当精子进入女性生殖道后，上升的温度能有效地"激活"精子。这种短暂的狂热，可让其获得能量，开启一段抢夺卵子的"长征"之路。而在其余的时间里，精子还是适宜待在阴凉的睾丸内，储备能量等待一次生命的大和谐。

不过，虽然这个假说看上去合理，但也仍有科学家难以解释的矛盾。毕竟，精子的理想生存温度，可不是光速这种宇宙恒定的常数。在漫长的进化中，让精子的适应温度与人体体温相同，看起来也并不是什么难事。

首先几乎所有的人体细胞都能忍受 37℃的温度，就连最珍贵的卵子都不例外。那为什么不是精子来适应人体温度？反而是矫情地搞起了特殊化，大费周章地把睾丸挂在体外降温。如果硬是要用这"冷却假说"来解答，确实有些太过"就本溯源"了。

事实上，也只有部分哺乳类动物，才会将睾丸赤裸裸地挂在体外。而地球上的很多动物，都会将睾丸深深地藏在体内。例如同为哺乳类动物的大象、马岛猬、金毛鼹、象駒、海牛和岩狸等就没有出现任何睾丸位置的下降。怎么到这些动物身上，精子就不怕高温了呢？

其实除了"冷却/激活假说"，人类对于这奇怪的睾丸还提出了许多理论或假说。每一个理论都有几分道理，但却又有不可忽视的矛盾之处，没有一项是令人绝对满意的。而这其中最诡异的，莫过于睾丸的"累赘假说"。这个假说将睾丸类比作孔雀的羽毛，认为睾丸是一种展现男性遗传品质的装饰品。

孔雀的羽毛既美艳又笨重，但这也是雄孔雀炫耀自身能力强大的资本，就像某种暗示：因为我身强体壮，所以我完全有能力背负这巨大的累赘。按照这个理论解释，人类外挂的睾丸也是显示自身强大的工具，企图让女性为之神魂颠倒。证据之一，我们的近亲黑猩猩就是种动物，它们的睾丸约为人类的三倍。而且生物学家已经注意到了，雌性黑猩猩确实更喜欢睾丸大的雄性伴侣。此外，某些非洲雄性猴类，如赤猴、山魈、长尾黑颚猴等，也习惯性地炫耀自己那对蓝色阴囊。总的来说，更鲜艳的颜色和更大的体积，也更能吸引雌性。

那么问题就来了，若想用"累赘假说"来解释人类外挂的睾丸，那我们应该会看到这些部位在进化过程中变得越来越精致或笨拙。此外，我们也没见过哪个现代人类男性会将睾丸当作炫耀的资本。随意暴露下体并到处显摆的男性，反而会遭女性的厌弃（而且犯法），例如露阴癖。至少，睾丸的"累赘假说"早已不适配现代人类社会。

当然，这也只是解释人类睾丸的其中一个理论。到目前为止，人类睾丸外挂的问题还是未解之谜。世界万物本身就是不完美的，毕竟这不是上帝依照自己的喜好创造的。进化只考虑短期利益，无法制订长远的计划。所以我们的身体，也只是不同时代形成的各种妥协的混杂体。人体本身就是一种"不良的设计"，理智的工程师绝不会设计出一身臭毛病的人类。但也不要灰心，我们依然能靠这副不完美的躯壳，相对完美地适应环境。

虽然睾丸外挂看起来极其危险，但与其他的致命伤比起来仿佛又没什么大不了的。一旦心脏、大脑有损伤，人就可以去见阎罗王了。所以心脏会被胸腔保护得好好的，脆弱的大脑也有头骨呵护着。但睾丸被整个摘掉，都不会立即死亡。古时候的众多阉人就是最好的例子，他们大多只是不能生育后代。有些新闻说的"蛋碎人亡"，大多是剧烈疼痛引起的神经源性休克。"蛋疼"虽然伤不起，但疼痛却是促进防御行动的良好机制。睾丸的神经系统分布异常密集，敏感度也极高，这正是一种高效的保护措施。那些因为怕痛而格外注意保护下体的男性祖先，会留下更多的后代。而那些不好好爱惜自己的男性，则自然而然地被人类的基因库剔除在外。

所以从进化的角度来说，男性睾丸"忧伤"得理直气壮。事已至此，痛也未必是坏事，是男人那就只能忍着点儿了。

◎ BERING J.Why Is the Penis Shaped Like That?: And Other Reflections on Being Human[M]. Scientific American/Farrar, Straus and Giroux,2012.

◎ GALLUP G G,Jr, FINN M M, SAMMIS B.On the origin of descended scrotal testicles: The activation hypothesis[J].Evolutionary Psychologyy,2009.

◎ Kleisner K, Ivell R, Flegr J. The evolutionary history of testicular externalization and the origin of the scrotum[J]. Journal of biosciences,2010.

不爱吃"苦"？
你可能已经赢在起跑线上了

可以肯定，这世上就没有一个人是天生爱吃苦的。这种对苦味的厌恶，是刻在我们基因里的。就像天生爱甜味一样，你绝对找不出一个喜欢苦味的孩子。从婴儿品尝苦味食物时的表情，你就能看出问题了。他们的第一反应几乎都是皱眉，并用舌头将这恶心的玩意儿往外推。而民间的断奶方式之一，就是在乳房上涂抹黄连一类的苦味剂。一来二去，妈妈就能用婴儿天生对苦味的厌恶，达到断奶的目的。

"苦"，虽然只是一种单纯的不太愉悦的感受，但从生存的角度来看，婴儿尝到苦味后的一系列动作，可能已经救了他的命。其实对味道的偏好，与人类演化有着密切的关系。而对食物的错误选择，往往会对健康造成不可挽回的损失。在大自然中，带苦味的物质往往意味着有毒、有害，例如绝大多数的绿色植物。

因不能主动避开灾祸，自带毒性是植物主要的生存策略。我们知道有些果实之所以生着鲜艳妖娆的外表，是为了吸引动物采食。因为只有果实被吃掉，难以消化的种子才能随粪便排出，这一过程有利于植物的繁衍。但除了果实部分，植物的其他部分并不希望被动物吃掉。所以它们通常会演化出一些让动物避而远之的手段。直接毒死那些贪吃的家伙，就是最行之有效的手段。

而相对于茎叶，植物的种子又往往是最毒的部分。因为种子一旦破损，就直接宣告了繁育"投资方案"的全面崩盘。电视剧《甄嬛传》中的安陵容是怎么死的？吃苦杏仁。苦杏仁的毒性，就来自氢氰酸这种剧毒物质。所以我们一般吃水果的时，还真不要嘴馋连核都不放过。此外，生的也比熟的更毒。种子未成熟，植物也使了浑身解数避免果实被吃掉，以免前功尽弃。所以未成熟的果子苦涩难吃，有的甚至还带有毒性。

不过，"你有张良计，我有过墙梯"。在与植物漫长的博弈中，人类也进化出了识别有害物质的手段——那便是我们的苦味味觉。几乎所有脊椎动物，都拥有苦味受体的基因——TAS2Rs。这一系列基因编码出来的苦味受体，就可以识别出几千种苦味物质了。说白了，这种让人感到恶心、反胃的负面感觉，正是一种防御机制。而且，这种能力与动物的生态位也是相互匹配的。一般情况下，杂食性动物倾向于拥有更庞大的TAS2R基因家族。因为相对于单一食物来源的动物而言，杂食的特性可能会让它们遇上更多的有毒物质。

而纯肉食动物，则比纯草食动物有更少的苦味基因。只吃肉的习性，让它们更少地遇到有毒物质。当然具体情况，还需具体分析。例如海洋中的庞然大物——鲸，就没有苦味受体。它们长期适应吞食，大快朵颐的吃东西方式根本连舌头都用不上。长此以往，它们的苦味觉也彻底消失了。但悲哀的是，这也使得它们无法识别某些危机。

日本猕猴常年食用柳树树皮。这种树皮中含有一种苦味物质水杨苷，而日本猕猴的TAS2R16基因出现了突变，使它们对水杨苷苦味，比其他灵长类动物更加地不敏感。实际上，这种突变是有利于日本猕猴生存的。尤其到了冬天，树皮就是它们唯一的营养来源了。

没了苦味，吃得至少不用太难受。而人类的苦味味蕾，在五大味觉（酸、甜、苦、咸、鲜）中也是最发达的。这也表明了，苦味基因是受到自然选择而被最多保留下来的基因，对人类的发展有着至关重要的作用。这也是小朋友为什么讨厌吃蔬菜（尤其是十字花科）的原因。即使现代蔬菜已经是人工培育所得，变得更符合人类的口味，也越来越安全了，但刻在基因里的本能告诉我们，苦的就是有毒的，不能吃。而且小朋友的身体也不比成人，更容易受到毒物的伤害，一点点毒素就可能威胁到性命，这时本能对苦味的抗拒就显得尤为重要了。

所以我们成人能吃的东西，婴儿不一定能承受。其实就连我们日常吃的苦瓜，即使经过人工选择但仍然有一定的毒性。如果儿童吃苦瓜吃多了，就很容易引发低血糖昏迷。那么既然人的本能是抗拒苦味的，又该怎么解释身边爱吃苦的人群？如黑巧克力、咖啡、茶、啤酒等，都不同程度地让现代人欲罢不能。有别于其他动物，人类对客观存在的苦味，有着许多主观的认知。人类为什么主动吃"苦"，最主要的原因是，我们知道这些苦味并不会真正杀死我们。

在自然界中，不好的味道意味着一种严厉的警告。但当这种警告无效时，人类就会趋向于反复尝试，并确定这玩意儿实际能吃。加入了人类的认识能力后，我们就能通过适应训练来调节口味，并从有苦味的食物中获得一些乐趣。这个过程同样对我们有利。在资源匮乏的时期，这也就意味着人类祖先能比别的生物获得更多的资源。

我们喜欢的也不是苦味本身，而是这一种食物。例如喜欢咖啡，可能是喜欢氤氲的香气。喜欢啤酒，可能是喜欢清凉的口感、麦芽的香甜。多种口味与口感混合，也就成了我们所说的不一样的风味。人类虽不喜欢苦味，但它总掺杂在其他影响因素里，靠这点儿小计谋，苦味也变得可以接受了。没有一个人会单纯地嗜好某种苦味。它不像辣味能激起愉悦感，目前科学家还未发现，苦味能够激起哪一种愉悦的感觉。苦后的"回甘"，可能也只是对比效应下的一种口腔错觉罢了。

随着年龄的增长，人类对苦味的接受度也会变高。婴儿时期，人类有多达一万个味蕾。但随着年龄增长，这些味蕾会逐渐退化，味觉功能下滑。到老了之后，味蕾的数量可能会萎缩一半以上。随着年纪的增长，味觉敏感度降低，人们也许会更加愿意尝试，并学着欣赏这不一样的风味。看一下周围的人你就能发现，老一辈基本上都是爱吃"苦"的，而那些小孩还在为不想吃蔬菜而要挟父母要绝食。

"吃得苦中苦，方为人上人"也不是没有道理的。

当然，研究同样表明，每个人对苦味的敏感程度是不同的。1931年，一位名为福克斯的化学家首次报道了这个有趣的发现。对同样的苦味物质苯硫脲（PTC），大约28%的人尝不出苦味，65%的人能尝得出。后来科学家也发现，这个苦味受体基因叫作TAS2R38，在人类的7号染色体上。这种基因有两种类型：显性G和隐性C。其中G基因可编码人类舌头味蕾上的苯硫脲受体，而C基因编码的受体则无法尝出这种苦味物质。GG基因型的人可称得上这种苦味的"超级味觉者"，而CC基因型的则被称为"苦盲"。

不过说是"苦盲"，但你仍有机会尝到这种味道。因为你的味蕾仍可能含有感受这种苦味的受体，只是由其他的基因编码而来罢了。而且，人类对苦味的喜爱，很大程度上还受到了文化的影响。在盐、糖、脂肪等人体必需营养的严密夹击下，苦味却悄然地流行开来。这种难以让人愉悦的味道，以小众及高级著称，杀出了一条血路。

有人热衷于咖啡中的酸苦单宁味；有人则为高可可含量的巧克力销魂；有人却在苦丁茶中悟出了一丝禅意；现在连蔬菜沙拉，都要被又硬又苦的紫色甘蓝侵占，餐后还要配一杯令人窒息的青汁。有时候就是在咖啡里加个糖球或奶球，都要被鄙视一番。

还有不少啤酒爱好者，对啤酒的苦度值（IBU）特别较真儿。啤酒的苦味，主要来自啤酒花（蛇麻草）中的异 α - 酸或葎草酮。而IBU则是通过测量异 α - 酸或葎草酮的数量，来衡量啤酒的苦度。几乎每年各大精酿啤酒的巨头，都以刷新IBU最高的历史纪录的方式来制造噱头。

一款普通的印度淡色艾尔啤酒，IBU范围在40~60。但在2015年，就已经有人酿出了史上啤酒花味儿最浓郁的商业啤酒，IBU达658。更有啤酒大师酿出了IBU为1000以上的超级苦啤。老实说，哪怕IBU再高，人类的味蕾能品尝出差别的上限也就是IBU为110左右。

　　IBU 再高，也就是一个"苦"字罢了。

　　这些啤酒，很多人都无法一次喝完，而且这"销魂"的苦味还会暂时让舌头吃什么都没味。但大家依然乐此不疲，以 IBU 标榜自己有多能吃苦。酸、甜、苦、咸、鲜这五味中，人类只有学会了"吃苦"，才能真正摆脱单纯为吃而吃的本能。

　　不为吃而吃，或许才能成为真正的"吃货"。

　　◎ MCQUAID J.Tasty: The Art and Science of What We Eat?[J]. Scientific American Minct,2015.

　　◎ MENNELLA J A,BOBOWSKI N K.The sweetness and bitterness of childhood: Insights from basic research on taste preferences[J].Physiology&Behaviov,2015,152(b):502–507.

让女性受尽了折磨的"肚子疼"，
究竟有什么终极演化意义？

　　每年的 5 月至 6 月，药房的避孕药销量都会例行增加两至三成，达一年的销售顶峰。难道天气热了，大家的计生意识变强了？非也，这些药物的购买者多为高三女生，目的是抑制月经以免影响考试发挥。

　　虽然痛经不是什么大病，但经历过那种无可名状的痉挛或下坠感的人，都心有余悸。而在"大姨妈"造访的那几天，也是女生们"下辈子投胎当男人"愿望最强烈的时刻。她们可能也不止一次地怀疑人生，并发出这样的疑问：为什么人类一定要有月经周期？诚然，月经是女性生殖周期中的关键一环。虽然每个月，女性子宫内膜都会变厚并分层，形成广泛的血管网络，等待着胚胎着床，但并非每颗卵子都能等到属于她的那颗精子。如果女性没有受孕成功，雌激素和孕激素水平就会下降，变厚的子宫内膜组织以及血管便会脱落。

　　由此，月经便形成了。一般而言，月经会维持 2~7 天，造成 20~100 毫升的失血。

　　可以见得，这里流的可是货真价实的血液。一次月经损失的能量大约能顶 6 天的日常营养摄入。每月白白丢失这么多营养，就已经十分让人费解了。而更致命的是月经带来的痛苦和不便。在原始森林中，月经可能会成为女性被追杀的线索，也可能导致女性被排挤出狩猎活动。

虽然除了人类之外，其他哺乳动物也同样存在着生殖周期，但截然不同的是，绝大多数的哺乳动物是没有"大姨妈"的（狗属于发情期的阴道流血，并非传统理解的"大姨妈"）。而"大姨妈"的有无，也是区别高级灵长类动物与其他哺乳动物的一个要素。所以科学家和众多女同胞一样疑惑，这得带来多少进化上的好处，人类才会进化出如此烦琐且浪费的规律性出血程序。

这么多年来关于月经的说法众说纷纭。早在1920年，著名的儿科医生柏拉·希克创造了"月经毒素"（menotoxin）一词。他认为月经其实是一种肮脏的存在，毒素会随着经期排出。当时他做的一项实验发现，经期女性的手触碰过的花很快会枯萎，他还宣称这是"月经毒素"所致。因为人类至今都没有发现这种毒素的存在，所以这个污名化女性的假说也不攻自破。到20世纪末，另一个截然相反的假说则赚足了眼球，认为月经的功能是"为子宫抵御精子带入的病原体"。但这个假说也很快就因缺乏证据被推翻。原因很简单，因为月经期间的感染风险反而会增加。如微生物在富含铁、蛋白质和糖的血液中生长更好，且经期宫颈周围黏液也减少，微生物也更易侵入。

也有人提出，月经是在锻炼女性的造血功能。不同于男性，考虑到分娩时容易大量失血，这种锻炼似乎对女性就很有必要。事实也证明了，身体状况相似的男女，因意外失去相同比例的血，男性会因此而死，而女性则有抢救成功和最终康复的可能。

但这个假说同样经不起仔细推敲，说服力较低。因为原始时期，女性刚进入青春期就已经早早地为人母了。这也意味着，这种锻炼机会并不多见，特别是对于最需要锻炼的头胎。目前最靠谱的一种说法，来自耶鲁大学的蒂娜·厄莫拉。她在2011年发表的一篇论文中提出，月经其实是子宫对抗胚胎的结果，这反映了母亲对自己子宫的控制权。

所有的胎儿，都会深入母亲的子宫汲取营养。物种的胚胎在母体的深入程度不同，如马、牛等胚胎仅位于子宫内表面，狗和猫则会稍深入一点儿。

而人类和其他灵长类动物的胎儿，则几乎穿透整个子宫内膜，就像整个沐浴在母亲的血液中。从直观感受上看，每月子宫内膜变厚仿佛是种植胚胎的沃土，是为了让胚胎更好地着床。但事实上，子宫本身根本不想让胚胎着床。毕竟胎盘一旦成功植入，母亲就会丧失对自己激素的全面控制权（胎盘能制造各种激素，然后利用激素操控母体），婴儿也可以直接不受限制地汲取母亲的血液供应。

很早以前，科学家就曾试图将胚胎移植到小鼠身体的各个部位。腹腔、胸腔，甚至是后背等地方，胚胎都很轻松地着床了。但让人难以置信的是，原来子宫内膜才是胚胎最难扎根的地方。它完全就是一个胚胎试验场，只有最具攻击性、最坚强的胚胎才能扎根。由此可见，子宫与胚胎间的冲突可能比想象中还要凶残。所以根据这种母子间的战役，厄莫拉的团队认为母亲是不得已才在胚胎入侵之前就做起了防御工作——让子宫内膜变厚。这样才能使自身免以被贪婪、自私的胚胎索取得"渣都不剩"。

那么，为什么变厚了的子宫内膜又要脱落呢？答案是为了摆脱不良的胚胎。

子宫与胚胎的战争，总有一方会以失败告终。如果子宫失败了，胎儿就会在子宫中不断扎根成长，直到成熟被排出体外。但胚胎攻城失败了，那事情就没那么简单了。如果当时胚胎还处于游离状态，那也还好，不会产生什么大的影响。但若胚胎在子宫里是处于半死不活的状态，那就麻烦了。这种状态是已经着床但还未形成脐带连接，又或是已虚弱到无法对子宫开展进一步攻势。

所以为了解决问题，统一每个月剥掉整整一层表面的子宫内膜，连带死掉的胚胎排出体外，就成了一个不错的选择。在没有任何怀孕迹象出现时，有 30%~60% 的胚胎就是以这种方式被毫不客气地丢弃的。而从进化论中自然选择的角度来看，这也是能够自洽的。人类的胚胎向来容易发生异常，这与我们与众不同的性习惯息息相关。不像其他哺乳动物只在特定的发情期才能交配，人类可以在整个生殖周期的任何时间交配，不存在发情期的说法。

这种情况也被称为"延长交配"(extended copulation)，其他具有月经的动物，如蝙蝠和象鼩都有这种现象。"延长交配"导致卵子在形成几天后才受精，从而容易造成胚胎异常。

如果遇上质量不好的胚胎，那对需要十月怀胎的母体来说才是巨大的浪费。想象一下，为了一个虚弱不能存活的胎儿，冒这么大的险显然是不值得的。所以自发脱落，在识别到不良胚胎时懂得及时止损，才是真正节约资源的方式。

此外，因为人类的发情期已消失，无论男女，随时都能产生性欲，娱乐性更强。所以，人类的交配次数远超任何一种动物。而女性子宫被不良胚胎侵入的机会也会相应提高。从这点看来，月经机制就显得更加必要了。总结一下就是，月经的存在可能是为了抵御胚胎的入侵，也可能是筛选劣质胚胎导致的现象，又或者是两种情况都有。所以，我们全人类得以延续后代，还得感谢女性每月受的苦难。

至于痛经，则是月经的副产物了，也分为两种：原发性痛经和继发性痛经。子宫内膜的脱落确实会导致血管直接暴露而出血。但正常情况下，自动脱落这一过程本身并不会带来什么异样感，有点儿类似于脱皮。而原发性痛经，与自身前列腺水平相关。"大姨妈"登门造访时，人体会分泌前列腺素 PGF2α，促进子宫平滑肌不断挤压收缩以排出脱落的子宫内膜。前列腺素 PGF2α 过高，会造成子宫平滑肌过度收缩，以及血管的痉挛。这种情况下的痛经，也被称为原发性痛经，因为盆腔并没有发生器质性的变化。继发性痛经则由盆腔器质性疾病导致，如盆腔感染、子宫内膜异位症、子宫肌瘤等。这类疾病一旦出现，则需及时治疗，对症下药。

其实在原始社会中，由于短寿、营养不良、青春期晚，及没有道德约束等原因，我们的从事狩猎－采集的祖先，很有可能从第一次排卵就开始怀孕生子，然后一直都处于频繁的生育状态。她们一生并没有受多少次"大姨妈"的折磨，经期可能会少至 50 次左右。生活在马里的多贡人就是个典型的自然生育群体（不做任何避孕措施），此群体的女性一生只需要经历 100 次月经。

而现代女性在一生的可育年龄里，平均约有450次月经。这在整个文明进程里，其实是显得不太寻常的。不过现代社会也有现代社会的好处。

在科学与科技的基础上，女性其实已经有权利选择不受月经的折磨。

想必大家都听说过短效避孕药。1957年，美国食品药品监督管理局就首次审批通过了短效避孕药。我们都知道，女性一生中能不受月经困扰的也就那怀胎十月（或绝经后）。短效避孕药的原理正是通过模拟机体妊娠的状态，让体内始终保持一定量的雌激素和孕激素水平。这样身体便会以为自己正处于怀孕状态，不再下令让卵巢排卵。连续服用三周，停药一周。这样在停药的最后一周里，女性便能获得前所未有的规律月经。但许多人不知道，其实那停药的一周不过是一剂安慰剂，每月的出血也并不是真正意义上的"月经"。

短效避孕药的发明者约翰·罗克，是担忧女性每月少了"大姨妈"会感到不适应，才确定了这个疗程。事实上这种服药三周停一周的设计，从来都没有任何医学依据。美国的女医生和护士们率先选择了抛弃月经——在服用完第三周的药片后，马上开始下一板药物的服用。到21世纪初，各种制药公司也纷纷推出了可以连续服用的药片。有的药片可连续服用12周，有的可以让女性每三个月才出血一次，有的则可以让女性一年内不来月经，等等，药物维持的时间越来越长。

只是抑制月经，在医学史上还相对较短。虽然目前认为，长期服用短效避孕药，可降低卵巢癌和子宫内膜癌的发病率，然而面对一直陪伴着自己却又突然消失的"大姨妈"，女同胞们还是难以跨越心理障碍。

但至少，现代女性还能将身体的控制权捏在手里。

◎ DASGUPTA S. Why do women have periods when most animals don't? :BBC[EB/OL]. [2015-04-20]. http://www.bbc.com/earth/story/20150420-why-do-women-have-periods.

◎ SADEDIN S.Why do women have periods? What is the evolutionary benefit or purpose of having periods? Why can't women just get pregnant without the menstrual cycle?:Qura[EB/OL]. [2018-03-30]. https://www.quora.com/Why-do-women-have-periods-What-is-the-evolutionary-benefit-or-purpose-of-having-periods-Why-can%E2%80%99t-women-just-get-pregnant-without-the-menstrual-cycle.

◎ BLANKS M,BROSENS J J.Meaningful menstruation:Cyclic renewal of the endometrium is key to reproductive success[J].BioEssays,2013:412.

人体有哪些有意思的进化残留？

这个世界上最完美的人体是哪一个？是米开朗琪罗手下的"大卫"？还是达·芬奇笔下的"维特鲁威人"？又或者把眼光放到现代，从现代训练科学的健美运动员里找一找？

很遗憾，就连现代审美所追求的八块腹肌也是进化过程中残留的产物。

那种结缔组织分隔的肌肉特征是鱼类普遍拥有的特征。陆生脊索动物的大部分肌肉都不会出现分节的现象，但是在腹直肌上，这种"遗迹"依旧存在。虽然听起来有些不可思议，但整个智人物种当中都没有哪个个体能算得上完美。"完美人体"根本就是个伪命题。即使是自认为最高级的人类也充满了缺陷，这是让完美主义者和神创论支持者难以接受的事实。

一般来说，想要了解历史就必须寻找文明诞生和发展过程中留下的遗迹。但想要了解进化的历史，我们倒不需要去荒郊野岭中寻觅，只要看看我们自己就可以了。无论身体形态还是生存方式，人类都显得与众不同，被通俗地认为是一种高度进化的高级生物。尽管如此，我们的身体里还是保留着很多器官"遗迹"，每一个"遗迹"都与进化相关。

这些"遗迹"中有一些早已耳熟能详。例如阑尾，我们第一次从父母口中知道它的时候，它的身上就已经被贴上了"无用""多余"的标签。阑尾位于盲肠的后端，原本是哺乳动物用于消化植物纤维的器官，后来因为食性的转变而渐渐失去了地位①。

又例如人的耳朵，这是一个保存完好的进化"遗迹"，出土文物之精美令人惊叹。首先是耳郭外沿残存的达尔文点，它是耳轮后上部内缘的一个小突起。它是高等动物耳尖部分。人类已经不再拥有这种尖耳朵，但却依旧保留这个部分。在耳郭的下方，我们还保留了三块动耳肌。这显然是我们的哺乳动物祖先用来控制耳郭朝向，以便更好地警戒危险的肌肉组织。而人类的耳郭早已大变样，基本不存在改变朝向的可能，这三块肌肉也就成了摆设。很多人都无法自主控制这三块动耳肌，只有少部分人能重新领悟到技巧，用上这祖先留下的"遗产"。

接下来，让我们往面部的方向前进，我们也许能发现耳盲管——耳朵上一个意义不明的小孔。这是在胚胎发育阶段第一鳃弓封闭不完全的产物，它的起源比达尔文点更早，是鱼类祖先留下的遗迹。耳盲管在现代算是一种先天畸形，虽然看起来很不起眼，但也别忽视它。一旦它发生感染，就得去医院检查。除了耳朵上这些比较明显的远古"遗迹"之外，还有一些我们天天谈论却不知道它也是进化残留的器官。

起鸡皮疙瘩是我们经常出现的生理反应，可能是因为受到惊吓，也可能是因为感到寒冷。可能不太有人会主动探讨这种反应的意义，最多也就是在生物课本里记住"骨骼肌战栗、立毛肌收缩、甲状腺激素分泌增加"的人体御寒机制。实际上，立毛肌就是让毛竖立的肌肉，对于我们毛茸茸的祖先来说，受到一些外界刺激就"炸毛"是正常的。但我们人类的毛不太争气，没能够茁壮成长。很多动物都还保留着"炸毛"的反应，最常见的就是猫在恐惧时弓起身体竖起毛发，让自己尽可能显得体积更大。

而人比这些动物拥有更多更复杂的高级情绪，起鸡皮疙瘩的原因也并不局限于恐惧。起鸡皮疙瘩可能是因为读到了小说里让人感同身受的绝妙句子，

---

① 阑尾并非完全多余无用的器官，现代研究发现阑尾具有免疫功能，还可以为一些益生菌提供庇护所，保障肠道菌群的健康。

也可能是因为听到了一段让人惊叹的旋律，这些显然都与恐惧无关。立毛肌的反应或许能帮助我们找寻这些高级情绪的起源，毕竟起鸡皮疙瘩也是自然反应。另外，还有一些多余器官的存在能直接驳斥神创论支持者。

《圣经》告诉我们，上帝耶和华按照自己的形象用尘土捏出了一个男人，并赋予了他生命。之后上帝又觉得一个人太孤独，于是用男人的一根肋骨造出了女人。如果故事真的是这样的话，那男人为什么要有和女人类似的哺乳器官？是因为上帝亲力亲为哺育后代，还是上帝对乳头有什么特殊的癖好？

这个问题并不好回答，反神创论者达尔文也没能很好地解释清楚这个问题。他只提出了一个猜测，认为从前哺乳动物是双亲同时哺乳后代，后来才因为某些原因才让雄性的乳头退化了。实际上男性生来拥有乳头的根本原因是，人体发育的缺省性别是女性。这种性别决定机制就来自我们所熟悉的 X、Y 性染色体。胚胎发育的前四周是没有性别之分的，一律按照 X 染色体的基因编码发育。而乳头、乳腺的基因是在常染色体上的，所以这个时期无论男女，都会无差别地长乳头。

直到第五周开始，胚胎才开始形成性腺器官，但这仍旧是没有性别分别的。第七周的时候，Y 染色体上的决定性别的基因得到表达，性腺开始发育成睾丸。如果是没有 Y 染色体的女宝宝，则要等到第 13 周的时候性腺才会按照默认的女性性别发育成卵巢。简单来说就是乳腺乳头的发育在胚胎性别分化之前就完成了，所以即使乳腺对于男性来说无用，也不方便后期删除了。这也说明男性的乳腺不是一个退化的器官，而是一直保持着青春期前的未发育状态。如果受到雌性激素的刺激它依旧能发育成一个功能完整的哺乳器官。

人类胚胎的这种发育机制也许是为了提高发育效率，毕竟节省了胚胎发育的时间能带来更大的生存机会。但是这也会带来一些很明显的缺陷。男性的睾丸虽然位于阴茎附近，但是连接两者的精索却在腹腔里绕了一个大圈。这导致了男性更容易发生疝气，部分肠子有可能落入阴囊里，造成巨大的痛苦。其原因就在于人类远祖们的性腺长在较高的位置，比如鲨鱼的性腺就长在肝脏附近。人类胚胎早期形成的性腺也依旧是这样，但我们都知道无论是女性的卵巢还是男性的睾丸，位置都要更靠下。因此，在胎儿发育的过程中，性腺是不断下移的，就像重演进化一样。

对于女性来说卵巢只需要下移至下腹，而男性的睾丸则要下移至腹腔以外，这个过程难免会出现差错。有很多种因素都会导致男婴的睾丸在胎儿发育完成时仍没有下移至阴囊内，这种疾病被称为隐睾症。他们藏在体内的睾丸会因为环境温度过高而难以正常产生精子，且比正常睾丸的癌变率高出几十倍。如果胎儿还伴有尿道下裂，以及性激素异常，就还很可能被当作女孩抚养长大。然而，正常发育的睾丸也不见得就是完美的。由于睾丸要穿过体壁薄弱区域下降至阴囊，这一过程不仅让精索绕了耻骨一圈，还给体壁留下了一个脆弱的突破口。当腹压上升，肠子就有可能突破薄弱的体壁，落入阴囊内。导致腹压上升的原因可能是小孩子的哭泣、咳嗽。而成年人则会因为年龄增加体壁变薄而逐步变得易发疝气。临床上除了只有男性会患阴囊疝气之外，男性腹股沟疝气的发病率也远高于女性，比例大致为 12∶1。

鱼类祖先们还联合我们的两栖类祖先送了一个打嗝"大礼包"给我们。这里的打嗝可不是吃饱喝足排空胃部多余空气的那种打嗝，而是不由自主的肌肉痉挛式的打嗝。我们继承了鱼类祖先控制呼吸的膈神经，又从两栖类祖先那里继承了呼吸时关闭气管的反射。鱼类是用鳃呼吸的，而鳃位于颈部附近，因此控制呼吸的膈神经遵从就近原则，从颈部发出。到了两栖类，它们已经进化出了肺部，可以在陆地上呼吸生存。

可是两栖类的幼体依旧离不开水，并且还存在一个鳃和肺共存的阶段。例如蝌蚪，在变态前基本用外鳃呼吸，但它又同时拥有肺，膈神经在控制呼吸时必须让气管闭合，才能保证水不会进入肺部。这种保护机制传给了人类，可是人类已经没有了鳃，当这种保护机制被激发的时候，就会出现打嗝的现象。从鳃到肺，膈神经控制的器官下移了不少，可是神经的出发点还是在原来的颈部。

这就意味着连接颈部与肺部的膈神经会蜿蜒曲折，神经纤维也很长，任何一处出现问题就会引起打嗝。

如果说颈部与胸腔距离遥远，拉一条长神经也还算可以谅解，那喉返神经可能会突破你的认知底线。喉返神经从脑部发出，连接颈部的大量结构，主要控制咽喉的运动，包括吞咽行为和日常发声。按理来说从脑部到咽喉路径很短，应该不会出现什么差池吧。可实际上我们左右两侧的喉返神经都走了令人惊讶的弯路。右侧的喉返神经要向下绕过颈动脉，而左侧的喉返神经更甚，向下延伸至心脏附近，绕过主动脉再返回喉部，这也就是喉返神经的名字由来。

这种匪夷所思的布局依然离不开我们的鱼类祖先。我们的喉返神经在鱼类那里属于第四迷走神经分支，位于第六动脉弓之下，神经与动脉二者互不干扰。可到了陆生动物这里，第六动脉弓退移至胸部，而喉返神经还得乖乖地从它下方绕过，于是就形成了今天这个样子。人类应该庆幸脖子短，喉返神经还算没有绕太长的路。看看那长脖子的长颈鹿，它的喉返神经足足 4.56 米，恐怕是最遭罪的动物了。

如果你是一个完美主义者，又恰巧看完了这篇文章，那很抱歉，这篇文章给你心里埋下了刺。其实，尽管我们总是标榜自己是生物进化史上的奇迹，是地球上出现过的最高等级生物。但残酷的现实依旧提醒着我们，人类从某种意义上来说还是一条鱼、一只蛙、一头兽。我们再走百万年也还是进化的产物，虽然我们的功能更多更复杂，但进化过程中留下的隐患也会更多。

◎ 舒宾.打嗝来自两栖类祖先的进化缺陷 [J].冯泽君,译.环球科学,2009,(2):42-45.

◎ 杨安峰.略谈比较解剖学上动物进化的证据 [J].生物学通报,1981,(03):1-3.

◎ 腾科.人类进化中的 16 个致命缺陷 [J].悦读文摘,2008,(03):49.

◎ COYNE J. The longest cell in the history of life[M]. Why Evolution is True. OUP Oxford,2009.

"丑爆了"？不，它们才是
祖先称霸雪原的必备硬件

如果你曾留意过，就会发现欧洲人无论是大人还是小孩，都是清一色的标配"双眼皮"。而且仔细一想，还真的找不出几个单眼皮的欧美人，不信你可以在脑内搜寻一遍。在欧美等地，他们根本不知道单眼皮为何物，也不会去区分单双眼皮。所以如果将在亚洲风靡的"双眼皮整容手术"搬到这些地方去开业，基本上可以预见是亏损的。不过与其说欧洲人都是双眼皮，倒不如说亚洲人的单眼皮才是世界上最独特、最具有标志性的人类特征。

东亚人种独特的单眼皮，其实指的是眼眶内侧有一条皮肤皱褶，叫内眦赘皮。内眦赘皮是上眼睑褶皱下坠包裹眼头的结果，有轻重程度之分。程度较轻的就成了内双，而较为严重的便成了所谓的单眼皮。内眦赘皮，也叫作蒙古褶，因一般认为现在的东亚地区，为蒙古人种的后代。

就算是双眼皮的亚洲人，有这道褶的也不少。例如刘亦菲的双眼如此具有东方神韵，就是托了"蒙古褶"的福。相反，没有蒙古人血统的白种人（高加索人），他们的眼部有不同程度的凹陷，头骨眼眶部分突出，双眼是又圆又大，"蒙古褶"就极其罕见了，除非是变异或疾病等原因。然而因为审美的变化，东亚人总是以这道"蒙古褶"为耻，纷纷走进整容医院，想要改变这刻在基因里的印记。

19世纪末，一位英国医生约翰·朗顿·唐便把唐氏综合征，称呼为"蒙古人种病"。因为他认为唐氏综合征患者的眼部特征与亚洲人十分相似，如"蒙古褶"和上扬的眼尾。他解释道，唐氏综合征是一种由"高贵"的白种人退化到"低贱"的蒙古人的病变。所有人在婴儿时期普遍都会出现不同程度的"蒙古褶"，而高加索人一般在3~6个月之后"蒙古褶"就会自动消失。所以，他们才用"弱智"来描述此类患者，认为"蒙古眼"是"进化不完全的产物"。殊不知东亚人的眼睛不但与众不同，而且进化出了不少过人之处。

根据进化论的解释，东亚人独特的眼型主要起源于对极度严寒环境的适应。如果在寒冷的地方，第一时间冻瞎的可能就是"双眼皮"的欧洲人。我们知道人类的祖先都起源于非洲，经过数百万年的迁徙才形成了今天的人种格局。而其中有一支，就在间冰期（较温暖）通过西伯利亚到达东亚大陆。随着时间推移，大概在距今1.8~2.2万年，寒冷的末次冰盛期便来临了。为了在寒冷的环境中生存下去，我们的祖先在外貌、体格上都发生了不同程度的变化。

也正是在这个过程中为了对抗恶劣的气候，我们独特的眼睛才形成。例如我们眼窝内脂肪层不但会加厚，还会进一步延长，而且眼部的皮肤会向内生长，使眼眶变小。这些变化的出现，都是为了保护我们脆弱的双眼。虽然我们双眼没有感知温度的神经，但人体对眼球的保护却是无微不至的。要知道为了保护眼球，人体优先供热的地方之一就是双眼。在红外成像仪中，就能看到眼窝周围是脸部温度最高的区域。除了供热优先外，角膜和巩膜也像隔热层一样，能起到保温作用。这些缺少血管的透明组织，几乎没有散热作用，但能起到缓冲寒冷直接传导到眼的作用。在极其寒冷的环境中，如果没有这些保护措施，"体液外露"的眼睛都可能被冻住。

对极度严寒地区的人来说，眼睛几乎是决定着生死的关键器官。它不能通过用厚厚的兽皮包裹的方式来抵御寒冷。人类双眼必须裸露在外，才能获取到最重要的视觉信息。在严寒的劣境中，假如没有有效的保护措施，人们的双眼很容易被冻得无法睁开。失去视线，几乎就等同于葬身于雪海。

所以在原有的保暖措施基础上，东亚人特有的"蒙古褶"就是保温的必备良器。

这种从上眼皮脂肪层一直向下延伸至睫毛处的结构，能够更有效地包裹双眼，使温度更难散失。此外，上下眼皮的脂肪层也会变得更厚，甚至连眼窝内都填满了脂肪，几乎看不出凹陷。这种平坦的结构不但降低了眼睛与寒冷空气的接触面积，使冷空气带走的热量更少，而且更厚的脂肪还能有效地保持眼部温度。这些结构，无疑都大大地提高了东亚人的生存概率。不过，这种脂肪饱满的眼部结构，出现那道双眼皮褶子几乎是不太可能的了。除了防寒作用，单眼皮对强光的缓和作用也是必不可少的。

据研究报道，干净新鲜的雪面对太阳光的反射率高达95%。也就是说在阳光下，95%的太阳光线会被雪面反射出来。如果你盯着雪面看，就几乎等同于盯着天上的太阳看了。所以去滑雪时，人们就要戴滑雪眼镜。因为雪地反射不但影响视野，还容易被"亮瞎了眼"，患上雪盲症。雪盲症，顾名思义就是雪面强光刺激造成的暂时性失明，包括眼角膜、结膜等的损伤。

但我们的祖先没有墨镜，又该怎么办？此时，眼缝更小和眼皮更厚的眯眯眼，就成了抵御雪地强光的利器。此外，东亚人的小眼睛还自带墨镜效果，因为东亚人有更浅色的视网膜色素上皮细胞（retinal pigment epithelium）。它位于视网膜的最外层，由单层色素上皮细胞构成，可以吸收光线，减少光的散射从而保护眼内组织免受氧化损伤。这层上皮细胞的颜色和透明度，决定了其反射量和吸收量。

研究表明，视网膜色素上皮细胞的颜色与人的肤色有关。这是因为在人类的胚胎时期，视网膜色素上皮细胞曾是皮肤的一部分。此外，东亚人的视网膜色素上皮细胞的透明度也更低。而东亚人这颜色更浅和透明度更低的视网膜色素上皮细胞，会使其对强光的反射量和吸收量都变大。这些结构，无疑为东亚人的祖先成为"雪原一霸"增加筹码。

此外，我们的大脸、短腿、塌鼻等特征，都与寒冷的气候脱不了干系。因为大自然有一条与我们审美完全相悖的定律——艾伦法则。根据艾伦法则，同一个物体在越冷的地方，个体四肢越短、躯干越圆。这是因为四肢和附器越短小，散热也就越少。

例如一个物体的体积只有 8 个棱长为 1 的正方体那么大，那么把它们拼成 1×2×4 的长方体，其表面积就是 28 个单位。但如果把它们拼成 2×2×2 的正方体，其表面积就是 24 个单位。而表面积越小，也就意味着散热量越少。当然，数学好的人应该已经发现：同样的体积，球体才是表面积最小的。

在 19 世纪，美国动物学家艾伦就发现，与温带的兔子相比，北极兔的耳朵和尾巴更短，身体也更圆。同样的情况，也普遍地发生在北极熊、北极狐等动物身上。来自不同纬度的同一物种，也遵循着艾伦法则。当然，这个法则也同样适用于人类。那些住在炎热地区的人，腿部往往较长，如非洲等地，而东亚人就明显四肢相对较短。人类学家曾测量了不同种族的坐高与身高比，东亚人为 0.55，欧洲人为 0.5，而撒哈拉沙漠以南的非洲人则为 0.45。

除此之外，科学家还研究了动物面部特征与艾伦法则的关系。1968 年，斯蒂格曼曾做过一个实验。他把两组幼鼠分别放到 22℃ 和 5℃ 的环境中 90 天，并给予充足的水和食物。实验结束时，他发现在寒冷条件中生存下来的老鼠，有更狭窄的鼻腔、更宽的脸，尾巴和四条腿也更短。在寒冷的西伯利亚，东亚人小而塌的鼻子，也正是艾伦法则的体现。我们都知道，鼻子的功能除了闻气味外，还能对空气加湿加热。较小的鼻孔和更深入的鼻腔，都能提升加热冷空气的效率。这样，我们的器官和肺才能避免被冷空气所伤。

所以说，那些你认为丑爆了的单眼皮、短腿、大脸、塌鼻，也曾帮助我们的祖先开疆扩土。

© Allen's rule: Wikipedia[DB/OL]. [2020−04−11]. https://en.wikipedia.
org/wiki/Allen%27s_ rule.

　　© KATZMARZYK P T, LEOMARD W R. Climatic influences on human
body size and proportions: Ecological adaptations and secular trends[J].
American Journal of Physical Anthropology, 1998:483−503.

原来人眼不过是"残次品"？

大家对盲点这个词应该不陌生吧。全人类的眼睛，都存在着这么一个不合理的缺陷。不过也正是因为这一"设计"缺陷，进化论才多了一个反驳神创论的有力证据。不可否认，人眼是一个精细到无与伦比的设计。虽然我们常把眼睛比作照相机，但它其实远比照相机复杂得多。而因为无法找到与眼睛有关的化石（眼睛难以形成化石），所以连进化论的创始人达尔文都无法回答有关眼睛形成的问题。

也正是达尔文对眼睛的困惑，才使神创论者有了质疑点。在神创论者看来，人眼的结构如此完美，必然不是自然选择的结果。但事实上，人眼虽结构精巧，却绝不是完美的。这些缺陷却反倒成了进化论的有力证据，让剧情发生反转。当初盛赞"人眼的完美，只能出于上帝之手"的神创论者，可真是起搬石头砸自己的脚。他们无法辩驳，因为如果他们对此进行辩驳，那就得承认上帝是个"手残的缔造者"。毕竟任凭哪个工程师都不会傻到"将视网膜贴反"，带来不必要的麻烦。

视网膜就像一架照相机里面的感光底片，专门负责感光成像。当我们看东西时，物体的影像就通过屈光系统，落在视网膜上。所以，视网膜是我们视觉形成的基础，一旦发生萎缩或脱落等病变，视力就会受到影响。我们的视网膜大致由3层细胞组成，分别为感光细胞①、双极细胞和节细胞。其中感光细胞可将光信号转化为电信号，而双极细胞则负责分类处理这些电信号。最后，节细胞会把这些分好类的电信号传输至大脑，形成最终影像。

　　我们知道视网膜这3层细胞的功能后，应该就能推断出它们在眼球中的位置了。理论上，感光细胞应该在最外侧，因为它要接受外界传入的光信号。而节细胞负责最后将电信号传入大脑的最后一步，应该位于眼睛最内侧。但我们人眼的实际情况，却恰恰相反，感光细胞和节细胞竟完全颠倒了。试想一下，节细胞在外、感光细胞在内的"设计"。当光线射入瞳孔时，要先经过节细胞和双极细胞，最后才能到达感光细胞。那么这些"挡"在感光结构前的细胞，就会反射或折射光线，使感光细胞成像的质量下降。这就如同在照相机的胶片前面，外贴了一张半透明薄膜。

　　不仅如此，由于节细胞位于光线进入的一侧，所以它发出的神经纤维必然会汇聚成一束，反穿眼球再绕回大脑。而在此处，感光细胞是没有落脚之地的，此处被称为视神经乳头。所以这才导致了我们视网膜中有一块区域无法感光，从而形成盲点。不过，即便有一块区域是人眼无法捕捉的，盲点也不会降低我们的视觉质量。原因就在于，我们人类是有两只眼睛的。虽然每只眼睛都有一个盲点，但这两个盲点是不重叠的。所以一只眼看不到的盲区，另一只眼能看到就行了。

　　那么问题来了，为什么就算闭上一只眼睛，我们还是无法察觉盲点的存在呢？

　　现阶段最靠谱的解释，便是大脑强大的"脑补"功能。人类的大脑会根据记忆和盲点周围的环境，补全眼前该出现的画面。而人眼的无意识跳跃和振动（即使我们盯住某个物体，这些动作仍会不断发生），都有助于刷新图像使盲点消失。所以，我们只能通过一些手段，才能看到生理上存在

_____

　　① 人眼感光细胞包含视杆细胞和视锥细胞，其中视杆细胞负责弱光下的视力，而视锥细胞负责明亮光线下高分辨的成像和颜色辨别。

的盲点。

除了盲点以外，视网膜"设计"上的缺陷还带来了一系列的眼部疾病。例如为了给节细胞和双极细胞供氧，视网膜表面还布有一层血管网。这些血管会扰乱入射光线。不仅如此，任何出血或淤血都会挡住光路，极其影响视力。这便是我们常说的眼底出血。而人眼的"设计"中，最不科学的还数视网膜的固定方式。因为视网膜被"反贴"了，视网膜与眼球壁之间只有感光细胞顶部与色素细胞层松散的接触，所以视网膜极易脱落。

如脑袋遭受一记重拳，或随年龄增大眼球变性，都可能造成视网膜的脱落。更夸张的是，高度近视眼多翻几下白眼都可能出现这种状况。而如果视网膜是"正贴"的话，那神经纤维就会牢牢把视网膜"拉住"，视网膜脱落就没那么容易发生了。因此，人眼视网膜的这种"错误设计"，也让许多人困惑。例如英国演化生物学家理查德·道金斯就曾说，"任何设计师都能看出人类眼睛的设计是可笑的"。

以前神创论者反驳进化论的观点之一，便是眼睛这种精妙结构只有上帝才能造得出。但随着科学家找到人眼进化的证据，并发现人眼离奇的缺陷，才实现了进化论的又一次大捷。而事实上，一直被认为"低人一等"的章鱼，它们的眼睛才是一个正确的设计。

如果我们可以抄袭一下章鱼的眼睛结构，或许就没那么多毛病了。章鱼眼睛的复杂程度与人类相当，可以在漆黑的深海中毫无压力地发现猎物。而且作为无脊椎动物，它们的眼睛在解剖学上也酷似人眼。不同的是，章鱼的视网膜是"正贴"的。章鱼的感光细胞，就朝向光线进入的方向，而血管、神经纤维等都位于感光部位的后方。所以，这些神经可直接连到大脑，无须穿透视网膜，再绕路回大脑。这不但使神经回路更短，而且视网膜被这些神经纤维拉住也不会那么轻易脱落了。

既然如此，是什么原因导致人类没能进化出类似章鱼的眼睛呢？其实不只人类，所有脊椎动物眼睛采取的都是"倒装"的方式。而我们视网膜的倒置，还得从一个名为PAX6的古老基因说起。脊索动物门，头索动物亚门的文昌鱼就比任何脊椎亚门的动物保留了更多的祖先性状，是难得的活化石。文昌鱼身体的含水量很高，高度透明，有一条卷入体内的神经索贯穿头尾。受PAX6基因控制，神经索的头端有一个杯状凹陷，里面分布了两列感光细胞，称为"额眼"（Frontal eye）。

因为这个额眼并非长在外面，而是随着神经索进化被卷入体内，发生了翻转，所以额眼左边的感光器官要穿透组织看右边，同样右边的感光器官则要穿透组织看左边。就好比我们透过后脑勺看东西，这也是脊椎动物内外颠倒的眼睛的"原型"。脊椎动物胚胎发育的早期阶段，就重现了文昌鱼"额眼"的整个过程。即将发育成眼睛的凹陷来自内卷的神经管，左"眼"朝右，右"眼"朝左。只是随着组织越来越不透明，脊椎动物就再也不能左眼看右，右眼看左了。之后，双眼的凹陷处便发生了第二次翻转。而且随着翻转程度加深，一部分体壁上的细胞会填入凹陷，发育为角膜、玻璃体、晶状体等屈光结构，最终成为现代的眼睛。

所以不难看出，脊椎动物的眼睛进化方式早早地决定我们的视网膜颠倒了。此后脊椎动物更复杂的眼睛，也只能在这个结构上稍做修饰，已无力回天了。这也再一次印证了进化的普遍规律：新结构都来自旧结构，不能凭空出现。不过即便我们的眼睛看上去并不完美，但它也有自己的聪明之处。前文说到，挡在人眼感光细胞前方的一些细胞层等，会干扰到成像效果。在人类的进化过程中，也发展出了相应的优化措施——黄斑。黄斑是视网膜上的特殊区域，当我们凝视某一点时，它的图像就正好聚焦在黄斑上。而在黄斑处，双极细胞、节细胞连同它们发出的神经纤维，以及视网膜表面的血管网和神经纤维等，都会向四周避开。如此一来，视网膜就会在黄斑处形成一个凹陷，这个凹陷被叫作"中央凹"。在此处，感光细胞可以不被遮挡地接受光线的直射，能最大限度地消除其他干扰。

所以当我们瞄准某一区域时，人眼的分辨率和成像能力能达到"高清"级别。而我们平时检查视力，查的便是黄斑区的中心视力。

鹰和人一样都"贴反"了视网膜，但通过黄斑和晶状体，它们可以毫无压力地看见几百米甚至上千米外的猎物。这说明了"贴反"视网膜并不妨碍高度清晰的图片的形成。而对人类来说,影响图像清晰度的主要还是晶状体的聚焦能力,与视网膜的朝向关系不大。只要注意不用眼过度,好好保护双眼,视网膜脱落、眼底出血和盲点等基本不会出现。

◎ 朱钦士 . "反贴"的视网膜,生物学通报 [J].2015.

14 为什么人类有 46 条染色体，猩猩却有 48 条？

人类有多少对染色体？大家都能脱口而出 23 对，46 条。但却很少有人去思考为什么。人类与黑猩猩，大约是在 500 万年前"分道扬镳"的。然而，现代黑猩猩的染色体数，却是 24 对，比现代人类整整多了一对。除了黑猩猩，其他类人猿如倭黑猩猩、大猩猩等都是 24 对染色体。这也意味着，在过去 500 万年间人类丢失了一对染色体。那么，我们是怎样弄丢了这一对染色体的？

细想这个问题，可能会让人不安。因为基因突变以及染色体突变，往往意味着各种可怕的遗传病。关于染色体异常，我们最熟悉的莫过于唐氏综合征了。因 21 号染色体多出一条，这也被称为 21- 三体综合征。每 600 个婴儿中，就有一个患有唐氏综合征。患儿会出现特殊的唐氏面容，以及伴随着各种身体机能缺陷和几乎无法避免的智力低下。别说是染色体数发生了变化，就是一小段基因的变异都可能招致严重的后果。

不过，除了这些发生在个体身上的悲剧以外，对全人类来说，染色体异常导致的无法孕育后代才是最致命的，因为这会影响到人类传宗接代的大事。既然难以孕育后代，人类又是通过何种途径丢失掉这两条染色体的？这种种问题，也让阴谋论者有机可乘。他们认为人和猿之间染色体数的差异，是进化论无法逾越的鸿沟，进而可推翻物种起源说。他们会质问，第一个拥有 46

条染色体的人类祖先是怎么存活，并产生可育后代的？此外，阴谋论者还煞有介事地计算了一下成功概率，以"可能性极其微小"为论据，宣布进化论"破产"并推出神创论。

但再认真地想一下这道生物题，答案又是浅显的。

染色体是由 DNA 和蛋白质组成的，它只是基因的载体。其实更重要的，还是染色体上面承载着的信息。只要存在着正确数量的遗传物质，这些遗传物质要如何排列组合，其实并没有想象中的重要。例如，在 2018 年，中国科学家就创造出了只拥有一条"16 合 1"染色体的酵母。最常见的酿酒酵母，本来拥有 16 条染色体，但在科学家的设计和操作下，这 16 条染色体融合成了一条。尽管染色体的包装与三维结构都发现了大幅改变，但这种人造酵母的基因总量与野生型酵母几乎无异，功能表达也完全正常。这再次显示了，染色体排列组合的重要性被高估了。

事实上，人类也发生过类似的染色体融合事件。科学家已经发现了，相对于猩猩，人类确实丢失了两条染色体。但这两条染色体上承载的基因，却没有丢失。那对丢失的染色体，其实是与另一对染色体融合在了一起——人类的第二大染色体，即 2 号染色体，就是由两条染色体组合而来的。早在 20 世纪 90 年代，研究人员就发现：黑猩猩的两条染色体的带型可以大致拼接成人类的 2 号染色体。

所以黑猩猩的这两条染色体也被称作 2A 和 2B 染色体。而按长度排序，黑猩猩的 2A 和 2B 则为第 12 号和第 13 号染色体。迈入 21 世纪，基因测序等技术的发展也给出了决定性的证据。通过细致的基因测序与对比，科学家发现人类 2 号染色体和黑猩猩未融合的染色体相匹配，证据确凿。别说对比，科学家甚至还能大致重构出人类 2 号染色体融合前的模样，以及它之后发生的变化。

这种染色体融合的现象，是非常常见的。染色体变异确实可能招致无法挽回的健康问题。而我们也几乎可以肯定，每一对染色体在减速分裂时都可能发生异常，多一条、少一条、缺一段、添一段的现象几乎每时每刻都在发生。

但并非所有的染色体变异，都会带来严重后果。例如，若是染色体近端着丝粒发生易位，那么后代就有可能为健康个体。这种易位也叫作"罗伯逊易位"（Robertsonian translocation），分为平衡易位和不平衡易位。

其中的平衡易位，主要遗传物质并不会发生丢失。而绝大多数的罗伯逊易位都属于平衡易位，个体的智力和表现型都是正常的。在全人类中，大约有千分之一的人为罗伯逊易位携带者（杂合子），即便这些人只拥有45条染色体，但放在人堆里面根本看不出来区别。一般来说，罗伯逊平衡易位携带者，都是到了备孕时才会发现自己的与众不同。这与减数分裂有关，他们产生的配子中一般分为6种类型。其中，只有两种类型的配子，能与正常人的配子结合产生健康后代。所以，通常会有2/3类型的配子，会在怀孕过程中夭折，以孕妇的极早期流产告终。事实上，很多人就是因为习惯性流产，才被检查出是平衡易位携带者的。

而他们产生的健康后代中，一般有50%的概率其染色体数与常人一样，也有50%的概率仍为罗伯逊易位携带者（拥有45条染色体）。这也要具体看易位发生在哪条染色体上，发生在21号和14号染色体中的罗伯逊易位，可能会产生的6种类型的配子与正常人的配子结合后有3种无法存活，1种会导致唐氏综合征，2种健康型中有1种仍为罗伯逊易位携带者。

那么，染色体能否成对丢失而不影响健康？在我国就曾报道过这么一个罕见的案例，那是一位只拥有44条染色体的奇男子。他的14号染色体和15号染色体就融合在了一起，属于罗伯逊易位的纯合子。但除了染色体数量不同外，他的生理指标都是完全正常的。这也意味着他的遗传物质总量是不变的，和普通人无异。

那他的44条染色体是怎么来的？

原来他的父母，都是罗伯逊易位携带者，他们之前的关系为表亲，所以该名男子是父母近亲婚配所生。事实上，该名男子的母亲也曾经历过多次自然流产，而他的家族也有很普遍的流产史。尽管染色体数目不同，但这名男子与正常人类是没有生殖隔离的。只是他们生育的后代将会重蹈祖父母的覆辙，成为拥有 45 条染色体的罗伯逊平衡易位携带者。

那要怎么克服这一问题？尽管机会渺茫，但只要他遇到同样拥有 44 条染色体的女孩，这一染色体的排列方式就能稳定遗传下去。而从理论上来说，这名男子只要找到同类婚配，就可能成为一个新的人类亚种了。

是不是很神奇？但这种混沌状态在现有物种中也很常见。例如，亚洲水牛就有两个亚种，河流水牛染色体数目为 50 条，沼泽水牛染色体则为 48 条。原因是沼泽水牛的 1 号染色体，为河流水牛的 4 号和 9 号染色体融合易位形成的。它们的遗传物质也是相互对应、兼容的，只是两个亚种的杂交后代拥有 49 条染色体，且生育能力低下。

再放眼到整个动物界，现存所有生物的染色体数目差异都是巨大的，而这些物种都能追溯到同一个祖先。所以说，从整个演化史的尺度来看，染色体数目变多或变少就更平常了。这样看来，人类祖先从 48 条染色体变成 46 条染色体就再普通不过了。说到这，可能有人就会想入非非了。那人类和黑猩猩属于近亲，还只差两条染色体，能交配产生后代吗？

没有人做过这种试验，或者很久之前我们的祖先是可以的，但现代人类很可能是不可以的。人类的基因在过去已经发生了翻天覆地的变化，特别是黑猩猩的 Y 染色体与人类更是相去甚远。所以说，染色体这个"容器"没想象中那么重要，上面的基因才是重点。

最后，回到问题的最初，人类为什么要从 48 条染色体变成 46 条染色体？其实，46 条染色体并没有带来明显的优势，甚至可能造成繁育后代的困难。但我们可以大胆猜测，这种染色体的融合，可能创造出了一些有优势的新基因。这也许能让我们的祖先受益，并通过自然选择得以传播开来。不过，目前还没发现证据支撑这一假说。

而另一种可能，就只能归结于运气了。在遗传学中就有个概念叫奠基者效应。从 48 到 46，可能并没有产生什么有用的新基因。但刚好，这些变异成 46 条染色体的个体，都集中在了一个相对孤立的环境。在那个年代，绝大多数的人类祖先都有 48 条染色体。但因为各种极端的原因，或天灾或人祸，

　　这所有的拥有48条染色体的人类都灭绝了，最后只剩下与世隔绝的46条染色体人类保存到了最后。再后来，这单一血脉也开枝散叶，遍布全球，所以才有了我们。

　　这确实是一件非常幸运的事，但也并非不可能发生，毕竟人类在过去就已经经历过无数次这种浩劫了。我们能活着，本身就幸运得让人难以置信。

◎ GARTLER S M.The chromosome number in humans: a brief history. nature[J].Nature Reviews Genetics,2006,7(8):655-660.

◎ SHAO Y Y, LU N, WU I F,etal. Creating a functional single-chromosome yeast[J].Nature,2018,560(7718):331-335.

◎ LEWIS R,Phd.Can a Quirky Chromosome Create a Second Human Species?.PLOS Blogs. https://dnascience.plos.org/2016/01/21/can-a-quirky-chromosome-create-a-second-human-species/.

◎ WANG B, XIA Y I, SONG J P.Case Report: Potential Speciation in Humans Involving Robertsonian [J]// 第十二次全国医学遗传学学术会议论文汇编，2013:83-84.

◎ Zhao WW,Wu M,Chen F,etal.Robertsonian translocations: an overview of 872 Robertsonian translocations identified in a diagnostic laboratory in China[J].PLOS One,2015.

"爱上"这群笨蛋的人类祖先，给现代人留下了一个遗传病"大礼包"

在生物学中，我们普遍认为跨物种之间的恋爱，注定是无法开花结果的。这其中最重要的原则就在于，两个物种间存在着生殖隔离。在生物课上，老师就经常拿马和驴杂交产生的不可育后代——骡子，来当"违反伦理不会有好结果"的典型案例。

不过这看上去无法逾越的生殖隔离，有时候也并非如此不近人情。由北极熊和灰熊（棕熊）杂交产生的后代灰北极熊，就是个例子。随着全球变暖，北极冰盖融化，苔原不断扩大，灰熊势力也开始不断向外扩张。在这种情况下，北极熊与灰熊这两个本老死不相往来的物种就相遇了。很快，一个全新的物种灰白熊①，就诞生了。重点是这些"混血儿"，竟都具备完整的生殖能力，可产生后代。

除了灰白熊，还有罕见的鲸豚（海豚与伪虎鲸杂交）、Zebroid（杂交斑马，斑马与马或驴杂交）。然而令人意想不到的是，这种神奇杂交竟也发生在数万年前，我们的祖先智人与尼安德特人②之间。常识一直告诉我们，人

---

① 几乎所有的灰白熊，都是老爸是灰熊，老妈是白熊。因为公灰熊生性好动活动范围大，全球变暖后它们就溜达到了北方，遇到了母白熊。

② 一种 3 万到 12 万年前居住在欧洲及西亚的古人类。

类是地球上独一无二的，与尼安德特人是不同的物种，不可能产生后代。然而 DNA 测序技术，却成功证明了智人曾与尼安德特人大规模交配，并产生了后代。而这场史前的"艳遇"，竟给我们现代人带来了一大堆麻烦的疾病。

在动画电影《疯狂原始人》中，尼安德特人少女小伊（Eep）与我们的祖先智人少年盖（Guy）就一起玩耍、狩猎，最后还谈了一场轰轰烈烈的恋爱。其实这样的情节并不是导演瞎编，在远古确实有可能发生。如果在这部作品的续集中，小伊为盖生下一个"混血儿"后代，那也是一点儿都不意外的。只是现实总要比影视作品来得残酷，我们仍难以想象当年的尼安德特人究竟遭遇了什么。

1856 年，一批矿工就在德国北部尼安德河谷（Neander Valley）的一个洞穴内，发现了一批古人类化石，包括 16 块骨骼和一个头骨。辗转几次，这些骨头终于到了科学家手中。你没猜错，这便是尼安德特人的残骸。虽然人们之前已经发现过其他尼安德特人骨化石，但都不被重视。而这一副被称为"尼安德特 1"的化石，却适逢赶上了达尔文《物种起源》的畅销。这直接激起了人们对这些古人类化石的纷纷议论。自那一天起，科学家对尼安德特人的研究就没有停止过。

其实尼安德特人与现代人在外貌上的差异不算大，其最明显的特征不外乎是高高的眉弓和突出的后脑勺。如果给他打扮打扮放到人群中，也不一定有人认得出来，顶多会觉得这是个粗犷的农民。

不过在体型上，尼安德特人就与智人就有着明显的差异了。

粗大的骨骼、强壮的肌肉和更强大的脂肪代谢等优势，都使尼安德特人在恶劣的环境中得以进一步朝各个方向扩张。根据"走出非洲模型"，当我们的祖先智人仍在非洲大陆"玩泥巴"时，尼安德特人就已经率先离开非洲大陆，去征战世界了。大概在 40 万年前，他们就迁徙到现今西欧一带。据目前研究，他们甚至还一度到达了遥远的西伯利亚西端。但奇怪的是，这些在欧洲繁衍生息了几十万年的尼安德特人，却在大约数万年前开起了倒车。他们的领地快速地收缩，最后只能龟缩在法国南部、西班牙和葡萄牙一带。

大约到了 2.8 万年前，尼安德特人就彻底种族大灭绝了，只剩一堆骸骨。尼安德特人走向灭绝的时期，与智人走出非洲进入欧洲的时期重叠。虽然很残酷，但科学界仍不得不得出这样的结论：尼安德特人的消失，必然与智人有关。尼安德特人与现代人身高已相差不大，却比现代人更孔武有力。可是，对比一下智人与尼安德特人的体型，我们很容易就会发现新的问题。

尼安德特人可比当时的人类强壮得多，智人又凭什么撂倒这群壮汉？种种迹象，仿佛都指向一个解释——是尼安德特人自己蠢死的。

确实在头一百年的研究里，尼安德特人都被我们贴上"愚蠢的蛮人"（dumb brutes）的标签。因为，通过最开始尼安德特人的化石复原，我们了解到尼安德特人是一个佝腰曲背、膝盖弯曲、脖子短粗、头骨倾斜的人种。而刻板印象中，体型壮硕也总与愚蠢挂钩，连《疯狂原始人》中刻画的尼安德特人一家都是傻呵呵的。

这种情况下，尼安德特人被我们归为人类进化失败的一个分支，看上去就合情合理了。但随着研究的深入，人们在近几十年内才发现，智人还真的没比尼安德特人聪明多少。通过对大量的尼安德特人头骨的研究，科学家测算出他们的平均脑容量居然有 1575 毫升，而智人的脑容量也不过 1350 毫升。尼安德特人的脑容量比智人大了差不多有一罐可乐那么多。所以在脑容量上，可以说是尼安德特人略胜一筹。当然，光拿脑容量说事是站不住脚的。只是，从其他方面看，尼安德特人确实也都与智人不相上下。

从考古发掘研究来看，许多被自诩为现代人独有的技能他们都有。群居、有社会体系、会穿衣用火、会制造和使用工具等自然不用多说。此外，尼安德特人虽然五大三粗，但也同样"有文化"。许多研究者认为他们会像我们一样思考、有语言，会用音乐、装饰品和符号来丰富自己的世界。甚至连我们现代人独有的殓葬仪式，他们都做到了。

第一次发现"非人类埋葬死者"的案例就发生于 1908 年。当时一具相当完整，明显被精心埋葬过的尼安德特人骨架在法国被发现。他的坟墓被挖掘成类似乳房的形状，死者身体被摆成胎儿的姿势并被严密地包裹起来。除此之外，不少被考古学家挖掘出来的尼安德特人骸骨旁，都有花粉出现的痕迹。人类学家认为，这些花粉很可能就是殓葬仪式的证据。或许尼安德特人死后被埋葬时，亲人也会在旁边点缀五颜六色的花朵，这与现代人的葬礼已十分相似。但无论尼安德特人有多强大，都逃不开命运的"齿轮"——他们还是被智人撞上了。其实在十万年前，我们智人就曾试着第一次走出非洲。然而，因为某些原因，或是水土不服或是敌人太强大，所以智人的第一次迁徙失败了。

但无论哪种原因，都能从侧面印证智人当时是不敌尼安德特人的。所以智人只能在撒哈拉以南又蛰伏了数万年才走出非洲。这次，智人就以所向披靡之势，来到了尼安德特人的地盘。只是到目前为止，人们还未能搞清楚：这些智力发达，又比人类强壮的尼安德特人是出于何种原因，才被逼上了绝路的。

不过两个人种在大规模接触后无非也就有这几种情况发生：要么相爱，要么相杀，要么相爱相杀。第一种较美好的猜想是，这两个人种一见钟情，相亲相爱来个大规模的染色体交换。但这个猜想有个致命的缺陷：就目前的考古证据来看，没有任何晚于距今 3 万年的尼安德特人骨骼和聚居点被发现。而两个人种的融合必然是个漫长的过程，这根本无法解释为什么尼安德特人在某个时间点突然灭绝。第二种情况则比较现实，便是两个人种势如水火，发生了不可调和的矛盾与冲突。最后的结果是我们智人胜出，尼安德特人则遭遇了灭顶之灾。只是，他们是被屠杀后沦为盘中餐，还是被驱赶到环境更为恶劣的地带活活饿死，我们就不好猜测了。而第三种情况，便是在两个物种斗争的时候，有的人却偷偷交配了。所以，在尼安德特人彻底消失前，他们也给我们智人留下了一份礼物——他们的祖传基因。

通过有目的性的大区域核 DNA 富集实验，研究人员发现被试（一个欧洲现代人）竟含有 6%~9.4% 的尼安德特人基因。这个比例意味着什么？大概暗示着这位被试仅数代之隔的祖先就是位纯正的尼安德特人。除了极少数的撒哈拉沙漠以南的土著外，几乎所有现代人都是纯种智人和尼安德特人的混血后代。那么，究竟是两个物种情到浓时完成自然的"大和谐"，还是发生了大规模的残忍暴行，就留给大家自行想象了。

古人类并不刷牙。《科学》上的一篇论文指出，通过对三位 5 万年前的尼安德特男人进行牙菌斑测序，科学家们竟意外发现他们曾与智人亲吻过。事实上，除了人类以外，几乎所有的动物交配时都是不亲吻的。而且交配时会亲吻的人类也只占了大约 46%。如果你愿意相信这种唾液交换比赤裸的暴行温柔，那还能让我们对残酷的古人类多一丝温馨的遐想。

不过，在我们现代人看来，尼安德特人留在我们体内的基因，就不那么温馨了。已有研究表明，这些来自尼安德特人的古老基因，与现代人某些疾病风险密切相关。抑郁症、过敏、肥胖、色素沉淀、尼古丁上瘾、营养失衡、尿失禁、膀胱疼痛、尿道功能失常，以及红斑狼疮等自身免疫疾病……几乎从头到脚，这些疾病通通都与尼安德特人的祖传基因脱不了干系。

虽然这些疾病在我们看来是很讨厌的，但在数万年前这些基因却极有可能是带领我们智人祖先走出洪荒的关键。例如一个基因能带来更强的凝血功能，这种效应对狩猎为生的人类祖先就极其重要。凝血功能的强大，也就意味着能大大降低外伤和生育引起的出血死亡概率。只是对现代人来说，这个基因却意味着更容易引发心脏病和中风。再比如，一个基因变异能增强人类祖先的免疫反应。这在过去同样是件好事，因为在卫生条件恶劣的环境下，更强的免疫反应可以更高效地对抗各种病菌、病毒和寄生虫的滋扰。然而，在卫生条件得到改善的现代社会，更严格的免疫系统往往意味着过敏和红斑狼疮等自身免疫病。

所以，如果我们祖先没有引入这些基因以适应环境，智人或许也同样会沦为人类进化史上一个失败的分支。只是人类进入文明社会后，这些基因才逐渐落伍，甚至开始扯我们现代人的后腿罢了。如果此刻，我们还抱怨祖先智人与尼安德特人的那些风流韵事，就显得有些忘恩负义了。

◎ DUTCHEN S. Neanderthals' Genetic Legacy. Harvard Medical School News. [EB/OL]. [2014-01-29]. https://hms.harvard.edu/news/neanderthals-genetic-legacy.

◎ 小小 . 殡葬是现代人独有仪式？原始人或许早就这样做了 . 网易科技 . [EB/OL]. [2017-12-12]. http://tech.163.com/17/1212/00/D5DPCSME00097U81.html.

◎ 付巧妹 . 古 DNA 研究揭示一欧洲早期现代人的祖先曾与尼安德特人混血 [J]. 化石 ,2015,(03)：82.

第2章

怪诞的脑科学：
大脑的『正确打开方式』

立体还是平面，
究竟是眼睛看错了还是大脑在撒谎？

　　不可否认，每个人都对神奇的视错觉图片充满好奇心。伴随着视错觉艺术的发展，人们似乎不再局限于二维平面的视错觉图片了。利用特殊形状与视角，骗过我们大脑的视错觉艺术作品近年来出现了不少。比如，一根小棍可以穿过正方体的三个平面。可真相却令人震惊，因为它压根儿就不是标准的正方体。

　　但就算你知道其中的真相又怎样，还是没法说服自己的眼睛。那人眼究竟有什么缺陷才会在识别立体事物时出现这样的幻觉？

　　必须要使用一定的手段，大脑才能反应过来自己又被骗了。有意思的是，人类却常常用这些立体错觉，来证明大脑的实力。相信很多人看过"旋转的舞女"，以及与它相关的测试分析。还记得你第一眼看到她时，你觉得她是顺时针还是逆时针转？

　　如果你看见她是顺时针转，说明你善于运用右脑；如果是逆时针转，说明你更善于使用左脑。如果你能看到两个方向且能自由转换，那么你就是智商逆天的天才了。据说耶鲁大学耗时 5 年的研究发现，只有 14% 的美国人才能做到。根据所给出的答案，很多人用左右脑、性格、情绪理论对这一答案进行解释。

　　不过很抱歉，所有的解密都是无稽之谈，这是一种视错觉而已。

　　"旋转的舞女"实则是日本广岛大学 1995 届经济学系毕业生设计的。作为一名 Flash（交互式矢量图和 Web 动画）专家，他利用 34~36 张"模棱两可"的歧义图片设计出了这样的动图。如果你最先看到的是逆时针转，那么你肯定是将她看成左脚支撑的。所以无论你看到什么，这都和你的压力、智商，以及惯用左脑或右脑没有关系。

　　那么，为什么一开始大家看到的方向不同呢？

　　其实，这个旋转的舞女本来的名称叫作"剪影视错觉"。其原理很简单，因为该图并没有提供足够多的讯息告诉大脑是往哪个方向转，所以大脑在试图判读此图的空间深度时，就会主动帮我们补上深度。

　　可为什么凭借物体在人眼中的投影，不能判断出外在物体的原貌呢？这是视觉系统面对外在世界时产生的光学逆源问题造成的。外在世界中红色线条的两种旋转方法，会在视网膜上造成几乎相同的投影。视网膜上信息是平面二维的，而这些二维的信息并不足以建构出外在的三维立体世界。所以，大脑很难光靠投影就判断出外在物体的原貌。

　　总算知道了"旋转的舞女"背后的真实奥秘了吧。除了这个剪影错觉外，网络上一直盯着人看的小恐龙也常被人议论。看起来怪瘆人的，但它只是暴露了视觉系统一个重大的 bug（漏洞）。也就是，我们的眼睛偏爱将凹陷的形状，看成是凸起状。可就算你知道这种纸模的头部是凹陷的又怎样，你敢说你能摆脱它"迷人"的注视？

　　答案是不能的。那这是为什么呢？假如恐龙的脸是正常的，当我们向左挪动几步，我们会看到恐龙右脸的更多部分，左脸则会被挡住。然而，由于恐龙头部是凹陷下去的，所以当我们向左挪动时，我们实际看到了恐龙更多的左脸，而右脸反而被挡住了。此时，大脑自动"脑补"出的解释是：恐龙的脸肯定是跟着你动了，且比你动的幅度还要大。当然，这群"磨人"的小恐龙转到一定角度时，就露馅了。

一直以来，人们将把所见的物体看成凸起的凹脸错觉视为一种普遍的倾向。只不过，我们并不能很好地解释其出现的原因。回想一下，当我们在一定距离之外观察其他物体，都能产生类似的错觉。其中最为典型的例子便是空想性视错觉——一种"脑补"过多带来的知觉现象。然而凹陷的脸更为特殊，因为它产生的错觉特别强烈。实验发现，相比造型随意的凹陷物体，凹陷的人脸模型产生的错觉明显更强，甚至将人脸模型倒置都会减弱把凹陷看成凸起的倾向。

观察者必须靠得更近才能消除错觉的影响。比如在 3D 人脸模型中逐步加入噪点使其失真，才能让凹脸错觉随之减弱。其实人类对视觉信息处理有一种特殊的加工方式，即"自上而下的处理方式"（top-down process）。因为你的感知受到期望、现有信念和理解的影响，所以这种处理方式又被称为概念驱动处理。

大多数情况下，此过程在没有意识的情况下发生。只有在某些情况下，你才能察觉到它所带来的影响。斯特鲁普效应便是它带来的。当你阅读一段文本时，你可能会发现自己甚至没有注意到错别字。因为在你阅读时，前面的文字提供了你可以期待下一步阅读的内容。至于如何形成对新事物的知觉，则需要烦琐复杂的自下而上的加工方式。

大脑需要仔细加工眼前的事物，再将细节组合起来，一砖一瓦地构建。事实上，凹脸错觉则可以看成是大脑"偷懒"的过程。因为它不想进行自下而上的加工，就随便匹配新的事物糊弄过去。有时候为了偷懒，它还会忽略一些事物的细节差异，将新事物强行匹配上去。甚至光影信息出现矛盾，大脑也会通过经验让我们感知到凸出的人脸。

这样一来，它就能省去加工凹脸认知过程了。当然，除了脸，缺乏细节的其他物体也容易被看成是凸起的。尽管凹脸错觉的作用很强，但人们发现精神分裂患者可以不被其骗过。因为精神分裂患者的认知加工方式出现异常，不具备产生凹脸错觉所需的要素了。

你还相信人类所说的"眼见为实"是靠谱的吗？有趣的是，视错觉艺术也都是人类自己创造的。虽说它证明了人眼认识事物是存在bug的，靠不住的，但不得不说，它带给我们的神奇体验也是独一无二的。伴随着时代的变化，视错觉艺术也不断推陈出新，花样百出。

　　不过，要是能设计出这些迷惑别人的视错觉图，也证明了自己的高智商。

　　◎ MUNGER D.Some insight into how the hollow-face illusion works：Science Blogs[EB/OL]. [2009-07-14]. https://scienceblogs.com/cognitivedaily/2009/07/14/some-insight-into-how-the-holl.

　　◎ CHERRY K.Top-Down Processing and Perception：Very well mind[EB/OL]. [2020-03-25]. https://www.verywellmind.com/what-is-top-down- processing-2795975.

　　◎ Hollow-Face illusion：Wikipedia[DB/OL]. [2020-01-16]. https://en.wikipedia.org/wiki/ Hollow-Face_illusion.

　　◎ 刘宏，李哲媛，许超. 视错觉现象的分类和研究进展 [J]. 智能系统学报，2011,6(01)：1-12.

如何科学地讨论一个人的颜值高低？

有一种心理学效应，就叫作"美即是好"（what is beautiful is good）。人类，总是倾向于将美貌与其他积极的品质联系在一起。从出生到进坟墓，坐拥美貌似乎就等于坐拥各种好处。从呱呱坠地起，更可爱的婴儿就能得到成年人更多的关注与照料，死亡率更低。在学龄时期，漂亮的孩子也更能得到老师的认可。他们犯错时会受到更少的惩罚，且更易被委任为领导者。而到了成人社会，更具吸引力的人，也让人觉得竞争力更强。善于社交、更有亲和力、更专业都是他人强加的评价。因此，长得好看的人，也更容易获得更高的薪水与更快的职位提升。反正，相对丑孩子的处处碰壁，漂亮孩子总能获得更多来自世界的善意。

我们该如何定义美？

在不同文化背景下，美有很多种。这也是为什么我们总是能在互联网上看到此类争吵，但人类对面孔的审美，又是如此高度一致。我们本身就具备一种能力，可以快速分辨出哪些面孔更美。

在 20 世纪，有科学家就证明了这一事实，主要实验对象为未受尘世所染的婴儿。例如，在婴儿面前分别摆放两组成年人判定为"美"和"丑"的面孔照片。结果发现，婴儿凝视时间更长的面孔，正是成年人认为美丽的面孔。婴儿对面孔的反应，尚未受文化背景影响。而且，这种审美偏好与面孔的种族、性别也无关。这表明了，人类对面孔美丑的判定，是存在一种先天机制的。

进化心理学认为，人类在长期的择偶竞争中，就已发展出对面孔的偏爱。而关于美的判定，其背后或许还存在着一套普遍适用的公式。那么这条"美的公式"，具体是怎样的呢？20世纪70年代，学术界就已经出现关于"颜值"的研究了，科学家尝试着解答什么是美。

当然，我们也找到了一些参考答案。

颜值的高低，对应着一个专业名词——"面孔吸引力"（facial attractiveness）。它是指面孔所诱发的一种积极愉悦的情绪体验，并驱使他人产生接近意愿。颜值越高，越能诱发愉悦并让人更想亲近。关于美这一议题，1878年弗朗西斯·高尔顿爵士（Sir Francis Galton）就做了一场惊艳四座的演讲。在演讲过程中，他展示了一种名为"复合摄影"（composite photography）的新技术。

具体做法是将不同人的面孔照片，投射到同一张相片底片上，由此得到一张复合的、平均的面孔。而他最初复合平均脸的目的，就是为了将不同"种类"的人视觉化，以求找到这类人的共同特征。例如，高尔顿认为将多张犯罪分子的照片复合，就能揭示罪犯的真面目了。他期望自己的这项技术，能用于辅助医学或犯罪学。但让大家惊讶的是，合成出来的面孔非但没有面目可憎，反而格外俊朗。他用同样的方法，又处理了一批素食主义者的照片，同样得到了一张更美的面孔。

当年用的方法，还是比较简陋的。到20世纪末，计算机技术足够发达时，科学家才提出了"平均脸假说"（Averageness Hypothesis）。利用计算机技术的辅助，多项研究都证明了"平均化的脸"更具有吸引力。而关于平均脸假说，其背后也有着一套演化逻辑。我们在择偶时，总是倾向于找出具有最少极端特征的配偶，包括外观和行为等。因为，极端或不寻常的特征，总是暗示着变异。这种倾向也被称为"koinophilia"，古希腊语"喜爱平均"的意思。在择偶过程中，选择更平均化的脸，可以避开一些不利的突变。

需要注意的是，这也并不意味着面部结构越平均化的脸，面孔吸引力就越高。一个更新的观点是，尽管平均化的面孔更具有吸引力，但最有吸引力的面孔并不是完全平均的。但无论如何，只要你的脸足够平均化，你离"美女、帅哥"这类评价就不远了。

不过，没有平均脸也不要紧，平均只是美的一个促成要素，而对称性（symmetry）也是。所谓对称性，即一张脸的一半与另一半的相似程度。计算机图像研究就表明，只需增加面孔的对称性，就能增加其吸引力了。我们常说的"五官端正"，其实很大程度就是在说左右对称的问题。

想要获得一张迷人的对称脸，并非"左-左""右-右"直接镜像翻转那么简单。粗暴的处理，反而会造成面部特征值的变形，如鼻头变大就会降低颜值。而用一种更复杂的图像处理技术，将原始面孔与镜像翻转的面孔进行平均化处理，这样获得的对称面孔，才更具有吸引力。我们经常在网上看到"对称性是检验美貌的标准"之类的帖子，但所用方法是错误的。

尽管人类发育的默认模式，是对称性的。但在现实中，我们每个人的脸都不是严格对称的。体质人类学就有一个概念叫"波动性不对称"（fluctuating asymmetry），指相对于双侧对称性的细微随机偏离。这种波动性不对称，反映了个体发育过程中的不稳定性。它与人类多种疾病相关，如近亲繁殖、早产、精神障碍和发育迟滞等都会增加这种不对称性。而过去有研究就表明，男性身体的对称性与每次射精的数量、精子速度呈正相关性。

面孔的对称程度，正是一种可判断个体基因质量的线索。越对称的形态，则暗示着该个体有更高的"发育精准度"、更强大的基因。即便选择了丁克，但我们对美的判定，依然很难逃离基因内对更优秀的基因的渴望。根据这一逻辑，我们甚至可以举一反三。

从演化的历程看来，更明显的第二性征也被认为是更具有吸引力的。步入青春期，我们的第二性征就会逐渐显露，这是性成熟的体现。男性发育出更方的下巴、更突出的颧骨和眉骨、更瘦削的脸颊等男性化的面部特征。而女性则拥有更丰厚的嘴唇、更尖的下巴等女性化的面部特征。这种两性差异也叫作“性别二态性”（Sexual Dimorphism），在自然世界中也普遍存在。体现性别化的第二性征，是在青春期性激素的调控下发育的。这一定程度上说明了，这正是优良基因的可靠信号，第二性征明显更可能被判定为有吸引力。所以按照这一逻辑，男性理应会喜欢具有更加女性化（清秀）面孔的女性。而女性，则更喜欢具有更加男性化（阳刚）面孔的男性。

但在现实生活中，我们对男性面孔的审美偏好却出现了偏差。

大量研究表明，无论男女都偏爱更有“女人味”的女性面孔。然而，女性对于男性面孔的偏好，却会随着情景的变化而发生改变。在一些研究中，她们喜欢更有男性特质的男性。但更多的研究表明，她们反而更喜爱面孔偏“清秀”的男性。其实女性在择偶时，不但会考虑对方的身体健康状况，还需要权衡其亲代投资意愿。在自然界中，许多物种本身是不存在亲代投资的。这些小动物，刚出生甚至还没出生，就犹如“丧父”。雄性只提供精子，雌性则还需独自照料后代长大。在这种情况下，雌性只能更看重雄性的优秀基因，好让孩子能茁壮成长。

但对于一夫一妻制、需要双亲共同照料后代的人类，情况就不一样了。女性人类除了要选择“好基因”以外，还要权衡他是不是一位“好父亲”。在人类社会中，抚养后代需要耗费的精力是巨大的。如果男性非常不负责任，只提供精子就跑路了，那女性就需要一人将孩子拉扯大。因此，权衡配偶的亲代投资意愿，就显得非常重要了。

那么，女性要怎么知道面前的男人未来是不是“好父亲”？这时候，女性化面孔就发挥作用了。对于女性观察者，男性化和女性化面孔所代表的心理品质是不同的。男性化面孔更多与强势、花心、缺乏耐心等特质捆绑。而有责任心、体贴、值得信赖、温和等美好品质，则多与女性化面孔挂钩。而且，在不同情景下的审美变化，就更能说明问题。相对于长期择偶的情景，女性在短期择偶的情景下，更偏好具有男性化特征的异性面孔。在一个完整的月经周期内，女性在排卵阶段会更偏好具有男性化特征的异性面孔；在其他阶段，则更喜欢女性化的异性面孔。而身处医疗条件落后的地区，女性更偏好具有男性化特征的异性面孔，更看重男方的好基因。但在发达地区，情况则刚好相反，更女性化的男性反而吃香。

美，其实和万物一样，也是一种演化的产物。只是这种普适性的美，并非永远行得通。因为人类社会是在不断改变的，而关于美的定义也会一直改变。

◎ DION K K. Physical attractiveness and evaluation of children's transgressions[J]. Journal of Personality and Social Psychology, 1972.

◎ LANGLOIS, RITTER J H, ROGGMAN J M, etal. Facial diversity and infant preferences for attractive faces[J]. Developmental Psychology, 1991.

◎ 徐华伟，牛盾，李倩. 面孔吸引力和配偶价值：进化心理学视角 [J]. 心理科学进展, 2016.

◎ 陈丽君，江洁，任志洪，袁宏. "阳刚"还是"清秀"更具吸引力？——对男性面孔二态性不同偏好的元分析 [J]. 心理科学进展, 2017,25(4):553-567.

对一些人来说，
"只有半个大脑"反而活得更好

"大脑是你最重要的器官"——这是大脑告诉你的。相信很多人，都在网络上见到过这个让人恐惧的段子。

大脑真的那么重要吗？

当然啦，如果完全没有大脑，人不死也是一具行尸走肉。但是，在医学史上，也总有一些奇案挑战着人类的认知。

2007年，一起刊登在英国医学权威杂志《柳叶刀》上的病例，就让世人震惊。一名法国男子44岁，是政府公务员。当时，他因为左腿有些毛病才去看的医生。结果医生在为其进行大脑CT和核磁共振扫描后，惊讶地发现他的脑室内充满了脑脊液。那些本该正常的脑组织，因脑脊液的挤压薄得就像一张纸。医生们认为，这名男子的大部分脑组织，在过去的30多年里已经被脑脊液毁掉了。病史显示，他6个月大的时候，就被诊断出患有脑积水（hydrocephalus），并做了分流手术：一根导流管植入颅脑内，以便排出过多的脑脊液。到他14岁时，这个导流管被取出了。或许正是这个原因，该男子的颅内才又开始大量堆积脑脊液，将大脑的灰质与白质都挤压至颅内两侧。

虽然无法计算这名男子丢失了多少脑组织，但主治医师当时就形容"他的大脑几乎不存在"。而更让人匪夷所思的是，这位"几乎没有大脑"的患者，与正常人并无差别。脑力测试显示，他的智商为75，和电影人物阿甘差不多。虽然比普通人的得分略低，但还远不至于被列入智力障碍行列。而且他的生活过得也很美满，几乎没有受到影响。他已结婚并育有两个孩子，而且还是一位政府公务人员。这一案例，就算是时隔十几年的现在提起，依然困扰着科学家。

而在这位"无脑"公务员之前，也有杂志报道过另一起"高智商无脑人"的案例。

1980年12月，英国的谢菲尔德大学神经学教授约翰·罗伯在《科学》杂志上讲述了这么一个案例。谢菲尔德大学的校医发现，一名数学系学生的头比正常人略大。于是，这名学生便被介绍到罗伯教授那里，做了进一步检查。正常人的大脑皮层有4.5厘米厚，并通过基底核与脊髓相连。而在这位男子的大脑里，只有不到1毫米厚的脑组织覆盖在脊柱的顶端。和开头案例类似，他也患有脑积水，颅腔内充满了脑脊液。但不同的是，这是一位数学系高才生，智力测试得分高达126。他不仅生活正常，还获得了一流大学的数学学位。当时，罗伯教授的论文就用了这么一个标题《你的大脑真是必需的吗？》（*Is Your Brain Really Necessary?*）。

可惜的是，因为病情属于个人隐私，这两个案例都没有透露患者的信息。

人类大脑中有1000亿个神经元。通过把电信号转化成化学神经递质，脑细胞之间可以实现信息交流并建立起无数复杂的连接。但是大脑并不完全与固定的神经回路"硬接线"。在某些特殊情况下，人类大脑并非不可改变。反而，它能进行自我调节、变更分区功能或结构等以满足现实需求。这也是老生常谈的神经可塑性，以上两个案例就是有力的证明。

但是上述脑积水的案例，并不同于急性的脑损伤。例如，中风的瞬间，大脑区域的供血会被切断，脑细胞很快死亡。可前面两个案例，属于慢性脑积水，多年来病人都与脑积水和谐共处并未见发病的迹象。在这种特殊的情况下，大脑受损的时间是相对漫长的。而其他健康的大脑组织，则能够慢慢适应，并找到补偿受损脑组织的办法。只是，就连神经学家也难以说清道明人类大脑具体是如何实现这一壮举的。

如果说上述案例都属于奇迹，那么那些只有半个大脑的人就显得稀松平常了。他们遍布全球，能正常生活，和普通人没什么两样。因为在对顽固的癫痫进行治疗的方案中，有一项外科手术叫"大脑半球切除"（hemispherectomy）。所谓大脑半球切除，就是切除整个脑半球，并切断胼胝体（连接两个大脑半球的纤维束）。之后，半个颅腔会被空放在那里，通常一天之内脑脊液会流进去充满这个腔体。有的癫痫病人，由于先天发育异常或后天颅脑受伤等原因，导致一侧大脑半球失去正常的功能，并形成癫痫灶。而由于癫痫的频繁发作，患者的健侧脑功能也会不停地受损。如果不及时接受治疗，病人的病变部位会继续扩散。最后，连带本来健康的部分也会开始恶化，癫痫愈演愈烈，直至病人死亡。

尽管癫痫可以通过药物治疗与控制，但仍有大约 1/3 的癫痫患者的病情无法通过药物得到改善。有的癫痫患者，一天 24 小时就能发作数十次乃至上百次，严重地影响生活。只有在这种情况下，医生才会考虑对这些患者进行脑半球切除手术。切开人类的颅骨，然后取出半个大脑，这一想法看起来很疯狂。但是，对这部分病人来说，只剩半个大脑可能比拥有完整大脑要好。

在过去的一个世纪里，外科医生已经做了无数次这样的手术。而令人难以置信的是，这种手术如今已经有 70%~90% 的成功率。患者的癫痫将得到控制，性格和记忆也不会受到明显影响。在手术后，健康的脑半球可以更好地发育，脑功能也会持续改善。如果一个人大脑受到损伤，那健康的部分有时可接管受损部分的功能——甚至是大脑另一半球的区域。

1888 年，一个叫弗雷德里希·高尔茨的生理学家，率先给一条狗做了这个手术。这是历史上首例大脑半球切除手术，而且没有危及这条狗的生命。而最早对人类下手的，是一个叫沃尔特·丹迪的神经外科医生。当时一名男子患了脑胶质瘤，丹迪医生在 1923 年为其切除了一侧颅腔小脑幕上所有解剖结构。术后，他获得了 3 年的健康，最终因癌症复发去世。到 1938 年，加拿大人肯尼斯·麦肯锡首次通过切除大脑右半球，治愈了一位 16 岁女孩的癫痫症。在这之后，越来越多的医生用这种手术治疗顽固癫痫病并取得了较好的效果。而由于并发症的出现（如颗粒性室管膜炎、含铁血黄素沉着症、脑积水等），之后医生也对大脑半球切除术做了各种改良。改良后的手术，不但降低了远期并发症的发生率和死亡率，还能保持大脑半球切除术的效果。

到现在，改良后的大脑半球切除手术很常见。而接受了手术的病人，也成了研究神经可塑性的绝佳模型。

不过，这种外科手术只能是治疗癫痫的最后方案。在手术后，患者需要进行系统的康复训练，以恢复大脑原有的功能。而在手术前，也要经过医生非常严格的评估，需要综合众多因素的影响。一般来说，患者年龄越小大脑恢复效果越好，已知进行该手术最小的患者只有 3 个月大。儿童时期神经元突触网络的活动增强，使这阶段大脑具有更高的可塑性。进行大脑半球切除术，不但可以控制癫痫发作，还能防止大脑因癫痫导致的发育迟滞。

在 TED[①] 的一期演讲中，盖里·马森博士就讲了一个半脑男孩威廉的故事。他在一岁时，就接受了脑半球切除手术，当时他的体重只有 9.09 公斤。在这之前，他就被诊断出脑皮质发育异常。严重的时候，一天下来威廉会经历 40 多次癫痫与痉挛发作。尽管无法诉说，但威廉痛苦的反应依然让父母揪心。医生给威廉用过许多种控制癫痫的药物，却都宣布无效。经过一番挣扎后，父母接受医生的建议，进行最后的脑半球切除手术。手术后，他的癫痫就不曾复发过。虽然双腿有些不利索，但经过不断练习，威廉已经健康长大，能打篮球，能玩游戏等。他在学习方面的表现也不错，智商能达 90 分，成绩也能赶上普通同学。从各方面看来，他都是一个再正常不过的正常人——除了脑袋里，缺了半个大脑。

---

① TED（Technology, Entertainment, Design，即技术、娱乐、设计）是美国的一家私有非营利机构，该机构以它组织的 TED 大会著称。TED 诞生于 1984 年，其创办人是里查德·沃曼。

如今在世界范围内，仍有许多"半脑人"混在人群中。他们之中有律师、医生、家庭主妇、教师，甚至还有长跑运动员。尽管不能拥有一个完整的大脑，但拥有半个大脑对他们来说已经足够好了。

◎ FEUILLET L, DUFOUR H, PELLETIR J.Brain of a white-collar worker[J].The Lancet,2007.

◎ LEWIN R. Is your brain really necessary? [J]. Science,1980.

◎ 杜秀玉，栾国明.大脑半球切除术后脑可塑性的研究进展 [J]. 中国临床神经外科杂志,2017,22(6):391-394.

◎ RUBINO M.The boy with half a brain[J].Indianapolis Monthly,2014,37(14):76.

为什么我们看什么都是脸？
可能是信了大脑的邪

　　1976 年 7 月，美国"海盗一号"探测器发回了一张诡异的照片。火星的表面出现了一个酷似人脸的地貌，被称作"火星人脸"。一传开，它便马上引起了无数关于"火星人"的讨论。大众开始热议，火星上很可能存在着未知文明。直到 2001 年，NASA（美国国家航空航天局）公布了另一组火星高清图片，事情才真相大白。"全球探勘者"号更清晰的画面显示——"火星脸"不过是一个布满岩石的高山。

　　真相总是索然无味的，但谣言却从来不会消停。毕竟这类古怪的"人脸"是真的遍布于世界的每一个角落。例如"9·11"事件中，被攻击后起火的双子星大楼，便在黑烟中出现了一张"恶魔的脸"。同样，日本长崎原子弹爆炸现场的蘑菇云中，则显露出了一张"痛苦之脸"。

　　不过，这还真不是"万物皆有灵"的表现。其实，这是一种叫"空想性错视"（Pareidolia）的知觉现象在作祟。

　　在外界毫无意义的刺激下，如面对模糊、随机的图片时，大脑却能赋予这些图片一个实际的意义。其实眼中所见的事物根本不存在，也就是俗话所说的"脑补过多"。明明一切纯属巧合，但人类就是有一双善于发现"脸"的眼睛。我们对脸及具有脸部特征的视觉刺激，有着超凡的敏感度。于是，便产生一种"万物皆是脸"的错觉。

这种空想性错视，不仅发生在成年人中，也会发生在 10 个月大的婴儿身上。甚至连人类的近亲——其他灵长类动物，也能在这些图片中发现原本不存在的面孔。我们现在看到的社交网络中的很多搞笑图片，有一半都是空想性错视的功劳。明明只是一堆衣服鞋袜、瓜果蔬菜，我们却能从中看出一张夸张的人脸。这与大家小时候观云，是同一个道理。

就连现在最常用的"颜文字"，也是一副抽象的人脸。

(/°Д°)/ 表惊恐

(ノ=Д=)ノ⌒┻━┻ 表示愤怒掀桌

若不能从这些无意义的视觉刺激下识别出人脸特征，无聊的人类必定少了许多乐趣。当然，空想性错视也有坏处。例如我们经常会被所谓的"灵异照片"吓一跳，也全怪自己"脑补"过多。除此之外，这种全人类皆有的错视，也常被利用来宣扬宗教。其中最著名的对空想性错视的利用，便是传说的"基督圣体裹尸布"。这块布是否包裹过耶稣的圣体，已无从查证。但每次展览，都会有无数教徒赶来瞻仰，他们相信所看到的就是耶稣基督的真容。

那么，这种"脑补"能力是怎么来的？

在 1952 年，生物学家赫胥黎就已提出，空想性错视源于人类演化的过程。人类衍生出对"脸孔"的辨识能力，其实是一种保护机制。即便错视会带来误判的尴尬，但总体来说还是收益大于代价的。

首先，同类的表情是了解当前局势的一种明显信号。其次，在旷野中能够快速发现面孔，也是非常重要的生存技能。试想一下，我们的祖先与一头熊不期而遇。如果识别的速度过慢，那他很可能就会沦为猛兽的盘中餐。人脑从视觉图像中识别出人脸的速度，也比意识活动产生的更快。这给了我们更充裕的时间察觉到危险。在人类大脑中，梭状回面孔区（right fusiform face area，简称 rFFA）主要负责人脸的认知。它能整合经视皮层处理的视觉刺激，让我们快速识别人脸。有研究发现，只需 130 毫秒，面孔便能被检测到。

真实面孔可以激发梭状回面孔区的活跃性。不仅如此，卡通面孔、情绪符号，甚至是类似面孔结构的物件，都会被识别为脸谱。所以光看大脑活动成像，比较难区分受试者到底是看到了真人脸还是"假脸"。而让我们误认为是脸的东西，往往也有这样的特点。无论什么东西，只要出现左右对称的斑点时，梭状回面孔区会很容易将其认定为一对眼睛。在这之后，大脑甚至会自动搜寻类似面孔特征的斑点，将其从整体上"脑补"成面孔。因此，要从大脑活动成像区分出受试者看到的是真人脸还是"假脸"，就得再观察额叶区的活动。

额叶区有更多区域被激活，并且从额叶到梭状回面孔区的信息传递加强，这反映了大脑正在把眼前物体脑补成一张脸的过程。如果再加上一张嘴巴、一个鼻子和一个明显包围着嘴巴、鼻子的区域，那么就更容易让大脑解读成人脸了。其次，受"面孔倒置效应"影响，脸最好还是正立的。所谓面孔倒置效应，即把图片旋转180°呈倒置后，人们对这种图像的加工能力会大幅下降。人们首次发现这种效应，是在撒切尔夫人的脸上，所以也叫"撒切尔效应"。

不但是受视觉刺激影响，空想性错视也与人类过去习得的经验、期望，以及动机等有关。其原因在于，人的知觉存在一种"自上而下"加工的机制。人之所以能快速识别面孔特征，与被试对"什么是面孔"的早期经验有关。

例如有一项研究发现，先天性失明的儿童在2岁至14岁间接受手术恢复视力，其识别面孔的能力也会受到损害。也就是说，识别人脸这件小事还需要通过练习。很多人都玩过一种"找人脸"的小游戏。一张图，让你从中找出有多少张脸，找到的数量越多就说明智商越高。但事实上，"找人脸"也只是一个利用人类空想性错视的小把戏。它并不能与智商挂钩，倒是与对脸部特征的敏感度有关。如果小游戏是真的，那么这世界上最聪明的人，必然是郑渊洁笔下的鲁西西。

《鲁西西外传》中就有这么一个情节：

鲁西西家的墙上、桌子上、柜子上都有她的朋友。鲁西西每天写完作业就和他们玩。房顶上的白灰鼓起了一个小包，像一只小狗。墙上有三个钉子扎过的小孔，像一个小朋友的脸。桌子上那些奇形怪状的木纹，像高山，像大河，像……鲁西西就喜欢和这些朋友玩，当然只是自言自语地说话，很有意思。

不过需要注意的是，如果在"找人脸"的游戏中真的得分为零，那就要小心了。因为这很可能就是大家常说的"脸盲症"（face blindness）。他们不能理解五官之间的位置，甚至是无法辨认人脸。别说是分辨美丑了，病理意义上的脸盲症患者就算是亲妈可能都不认得。

脸盲症一般分两种。

第一种是统觉性脸盲。这往往是因为大脑的枕下回或颞上沟受到了损伤，以致不能执行人脸的早期处理。也就是说，他们无法对眼睛、鼻子、嘴巴等特征做出识别。患者看到的人脸，很可能就是一张没有五官的脸皮。

而第二种则为组合性脸盲。患者常常因梭状回受损，而不能把看到的五官组合起来，也不能产生相应的记忆。他们看鼻子还是鼻子，看眼睛还是眼睛，但却无法理解五官的位置。

正常人都会出现撒切尔效应，难识别倒置面孔。但对于组合性脸盲患者，他们识别倒置面孔的能力（相对正常人）反而比识别正置面孔要强。人类的视觉系统，是复杂的。尽管常常被骗，但越混乱我们也就越好找乐子。

◎ HADJIKHANI N, KVERAGA K, NAIK P, etal. Early (M170) activation of face-specific cortex by face-like objects[J]. Neuro report,2009.20(4)：403-407.

◎ 王昊，杨志刚. 面孔空想性错视及其神经机制 [J]. 心理科学进展,2018,26(11):1952-1960.

◎ SUSILO T, DUCHAINEB. Advances in developmental prosopagnosia research[J]. Current opinion in neurobiology, 2013, 23（3）：423-429.

**看着这些图像在眼前凭空消失，
你的大脑为何还相信眼见为实？**

有句话说得好，眼见为实，我们常以为自己亲眼见到的世界就是真实的。然而，网络上总是流传着很多奇怪的图片，瞒天过海般地骗过你的双眼。即便你清楚了其中的奥秘，却也压根儿没法说服自己的眼睛——这就是视错觉。

我们知道眼睛在观看物体时，会在视网膜上成像。之后，这个"像"会由视神经输入人脑，让我们真切感觉到物体的存在。不过，当物体移开之后，视神经对物体的印象并不会马上消失，而要延续 0.1~0.4 秒的时间。

这也就是所谓的视觉暂留，学术上将它称为"正片后像"。

那么，为什么会出现这种现象呢？目前还存在争议。许多人认为这是因为视觉需要靠感光细胞进行感光，然后它才会将光信号转换为神经电信号，传回大脑引起人体的视觉。正是在感光细胞感光的过程中，出现了视觉暂留的现象。但也有研究者认为这是视网膜不完善造成的，而一部分心理学家认为这是人类的感觉记忆造成。不可否认的是，当静止画面出现的频率达到一定程度的时候，我们会自动将这些画面连接在一起，并产生看动画的错觉。

视觉遗像错觉，又被称为"负片后像"。

简单地说，就是当你注视一朵绿花一分钟后，将视线转向一面白墙，在白墙上将会看到颜色相反的红花。相机里反色的照片正是基于视觉遗像的原理（不妨先注视一段时间，再转向白墙），这是因为当我们聚焦在某个颜色的点上时间过长时，难免会产生视觉疲劳，从而导致视神经对光的感受性暂时减弱。而当我们转移视线时，就相当于在恢复我们的感受。此时，视神经就会重组视觉信号，并且还会以与那个点相反的颜色出现。

所以，我们看到的便是反过来的颜色了。

其实，这种现象在我们生活中并不罕见。比如当被对面的车灯晃了一下眼睛时，我们往往就会看到一个与原来"互补"的图像。而这里的"互补"可以指明暗，也可以指相反颜色，比如红与绿、蓝与黄、黑与白。

这里就要介绍一种神奇的特克斯勒消逝效应了，它是1804年由一位叫伊格尼·保罗·维塔尔·特克斯勒的瑞士医生发现的。概括来说，当一个人的目光聚焦在某个固定点上之后，观察者余光中的其他视觉刺激源将会在观察者的视野中慢慢淡化直至消失。

所谓视觉适应指的是视觉器官的感觉随外界亮度的持续刺激而变化的过程；但视觉器官天天运作，也在进化的过程中学会了适当地偷懒。比如当我们刻意凝视画面，持续接收相同的视觉刺激时，它会自动忽略这些一成不变又无关紧要的刺激。最终，人们便不会再感知到它。只有当视线移开时，视觉信息才会再次更新迭代，色彩才能够再次被感知到。相信不少人都会感叹这个现象的独到之处，可为什么我们在平常生活中很少会意识到呢？

这是因为通常情况下，我们的眼睛在不断地运动，导致所见的视觉刺激一直在被刷新。许多科学家认为眼皮的跳动使我们不太感觉得到这种错觉。如果视觉系统没有"刷新"的机制，恐怕我们盯着镜子久了，感觉连自己身上所有的色彩都会渐渐消失了。看到这里，我们不由惊叹人类的视错觉实在是太惊奇了。但我们看到的视错觉图形，大都是人们巧妙设计出来的，在自然界中很少存在这样的图形。

作为进化产物的视觉系统，初次遇到这些图形很自然地会利用它固有的方式去理解，就会出现类似"理解偏差"的现象。换句话说，这也是一种大脑进化不够完美的表现，而且只需要简单的图形和色彩就能将我们骗得团团转了。

实际上，视错觉现象早已逐渐应用在人们的生活中，遍布艺术、建筑设计的各个方面。比如建筑设计师便利用视错觉将室内设计得更加具有空间感。

视错觉的"不按常理出牌"的模式，也成了窥探大脑运行基本原理的重要窗口。与其盲目地相信所谓的智力测试，还不如期待科学家能够早日通过视错觉掌握大脑的基本运行规律，让人类变得更聪明来得实在。

参考资料

◎ Optical illusion: Wikipedia[DB/OL].[2020-07-09]. https://en.wikipedia.org/wiki/Optical_ illusion.

◎ Lilac chaser: Wikipedia[DB/OL]. [2020-04-25]. https://en.wikipedia.org/wiki/Lilac_chaser.

◎ 东华君 . 追逐丁香视错觉 . https://zhuanlan.zhihu.com/p/27720143.

◎ 刘宏，李哲媛，许超 . 视错觉现象的分类和研究进展 [J]. 智能系统学报，2011,6(01):1-12.

◎ 马先兵，孙水发，夏平，等 . 视错觉及其应用 [J]. 电脑与信息技术，2012, 20(03):1-3+11.

幻肢、恋足背后的科学奥秘，
这些问题大脑都有解释

　　失去四肢，已是常人难以想象的痛苦。然而做完截肢手术后，这些残障者还存在着另一种旁人无法理解的体验——幻肢（Phantom limb）。就算知道自己的肢体已经消失，但他们还是能明显地感觉到四肢仍然依附在主躯干上。除了能感到疼痛，就连幻肢在流汗、颤抖、发热、移动都能感觉到。有时患者在洗完澡后，甚至都能感觉到水滴附在幻肢皮肤上，但就是怎么都无法擦干。

　　这就是临床上，幻肢的定义。

　　说出来你可能不信，幻肢的存在还不是罕见的个例，而是几乎所有截肢患者都会出现的体验，只是程度不同罢了。除此之外，这种幻觉还不只发生在截肢者身上。例如约有一半做完乳房切除手术的女性体验过幻觉乳房，尤其对乳头的感觉尤为真实。而被迫摘除了子宫的患者，有的还体验过幻觉子宫，并且她们每个月还能非常规律地感受到月经的来潮。所以不仅是四肢，失去身体的任何一个部位都可能出现幻觉。

　　你可能会觉得，存在这种幻觉不是挺好的吗，仿佛肢体失而复得一样。但事实上，幻肢的存在，可比完全失去肢体更让人感到煎熬。据统计，超过70% 的患者在截肢后，有主诉的幻肢疼痛现象。这些疼痛，有的像被针扎、有的像触电，有的像被重物压，有的则像永远僵在一处产生血液不循环般的麻痹感。

无论哪一种疼痛，对患者来说都是一种负担，都严重地影响患者的日常生活。被幻肢折磨得寝食难安，为此陷入抑郁选择自杀的患者还不在少数。而且这种截肢后的并发症，依然是世界上的顽症，许多医生都拿它没有办法。无论是药物治疗，还是物理治疗，效果都不显著。

最早使用"幻肢"这一名词的，是一名美国外科医生米切尔。那时正值美国内战后期，由于医疗落后，有超过3万名士兵被迫做了截肢手术。而米切尔当时就观察到，这些士兵广泛出现了幻肢现象，并表现出"歇斯底里的痛苦"。于是他便在当时的流行期刊《利平考特期刊》（*Lippincott's Journal*）上，发表了历史上第一篇描述幻肢的文章。

在此之前，关于幻肢的传说更是不胜枚举。但因无法用科学解释，很多人认为幻肢是"灵魂存在的直接证明"。直到20世纪末，一位印度裔美国神经学家拉马钱德兰的出现，幻肢之谜才慢慢地被解开。

当第一次知道幻肢时，年轻的拉马钱德兰就对它产生了极大的兴趣。他第一时间想起了20世纪40~50年代，神经学鼻祖彭菲尔德做的一个实验。那时彭菲尔德需要打开病人的颅骨以寻找癫痫的病灶，并将病灶予以切除。当用电极去探测病人大脑各个部位时，他发现刺激沿中央沟后侧的一长条脑区，竟能引起病人感受到身体不同部位的刺激。

于是，他便不断刺激志愿者的大脑，并记录下感受到刺激的身体部位。从而绘出了一份触觉与肢体运动的大脑神经地图，也叫"感官侏儒图"（sensory homunculus）。也就是说，所有身体表面的部位都在大脑的中央沟后侧有一个代表区。在彭菲尔德之后，便有大量神经学家开始用动物做实验，想要探明这神奇的神经地图。

当时一位叫庞斯的科学家，他切断了一只猕猴手臂上所有的感觉神经。在这之后，他等待了11年，就是为了观察此时猕猴大脑皮层有什么改变。庞斯当时的合理推测是：当刺激这条手臂时，猕猴大脑中的代表区应该是没反应的，毕竟它的手臂神经已经被切断。事实证明也确实如此，但神奇的事情还是发生了。虽然刺激手臂时猴子的脑部代表区没有反应，但当研究员触摸猴子的脸庞时，那条早已失去感觉的手臂对应的脑部代表区，竟有了强烈的反应。这个实验意味着，猕猴来自脸部的触觉信息竟"入侵"到了旁边的"手区"（在感官侏儒图中，"脸区"在"手区"旁边）。

看了庞斯就此实验写下的论文，拉马钱德兰心里有说不出的惊喜。他想到或许这可以用来解释幻肢现象。可猕猴是不会说话的，怎么证明当被触摸脸部时，它的手部有感觉呢？于是，拉马钱德兰便决定来一次"人体实验"。当然，他不必像庞斯那样故意切断受试者的手臂神经，再等个11年。

因为在日常生活中，有许多失去胳膊多年的截肢病人，这其中一位叫汤姆·索任逊的患者便是拉马钱德兰的实验对象。实验进行时，拉马钱德兰会用眼罩把实验者的双眼蒙上，并用棉签触碰他身体的各个部位。当棉签头扫过志愿者脸颊时，他除了能感受到面部的感觉外，那早已不存在的手指竟也感受到了触觉。就这样经过多次重复后，拉马钱德兰还真的在志愿者汤姆的脸部找到了相对应的幻肢地图。

原来，在突然丧失肢体的情况下，肢体的代表区便失去了一直源源不断的神经信息输入。这时候，脸部感受神经就会入侵到空无所用的手部代表区，并驱使那里的细胞活动起来。所以，当触摸汤姆的脸颊时，他还感受到了自己早已消失的手。换句话说，在人体突然缺失某一部位的情况下，身体映射图会进行不同程度的重新绘制。

但在这过程中，难免产生一些混乱、痛苦的信息。拉马钱德兰认为，截肢者之所以会出现幻肢痛，是因为脑部对截肢做出了错误的调节反应。他发现，不少出现幻肢麻痹的病人，手臂原来就被麻痹过，如被打过石膏等。所以痛了几个月后，为了帮病人赶走痛苦，外科医生才给他做了截肢手术。但手术后，这条打着石膏的"疼痛的幻肢"却仍然存在。拉马钱德兰将这种现象称为"习得性疼痛"。

那么该如何处理这些混乱的信息呢？

拉马钱德兰知道，当不同的感觉出现冲突时，视觉往往占有主导地位。所以他根据人类感觉的这个特点想到了一个有效的方法："以幻治幻"的"镜子疗法"。所谓"镜子疗法"其实就是一个"虚拟现实"装置，且简单到让人难以置信——只是在一个纸箱的中间插入一面镜子。拉马钱德兰在箱子的前壁开了两个洞，好让病人把双臂（好臂与断臂）伸进去。这样病人就能从好臂的一侧，看到镜子里自己"幻肢的出现"。当移动健全的肢体时，镜子中的幻肢也会随之移动，患者能够主观地感受到自己又能控制幻肢了。

握紧、放松、握紧、放松……一直活动完好的肢体，原来僵硬在一处疼痛难忍的幻肢，也慢慢地放松下来。多数患者在几个疗程后，疼痛感就连同幻肢一起消失了。那么用如此拙劣的"演技"，真的能骗过大脑吗？很多病人一开始都怀疑这个简陋的方法是否真的有效，他们的第一感觉几乎是失望的，因为他们觉得这个方法实在是太假了。但就在那一瞬间，"镜子里的手仿佛突然就活了过来"。患者也不是傻子，他们明白这不过是镜像作用，但他们的大脑确实是被"骗"了。

尽管对幻肢痛的神经机制科学界还未达成普遍的共识，但大部分做过镜子实验的患者，症状都得到了较为明显的改善。这个神奇的疗法以肉眼可见的疗效，给患者带来了无限福音。只用一面镜子，就能让无数歇斯底里的病人，从幻肢痛中得到解脱。除此之外，这种镜子疗法还可以推广到中风患者、原因不明的疼痛患者身上，并且都有一定程度上的疗效。

更有意思的是，在了解幻肢综合征的同时，拉马钱德兰顺带解决了另外一个问题——恋足。当时他遇到了两名截肢患者，他们都失去了一条腿。然而神奇的事情发生了，他们两人的生殖器都变得异常敏感起来。其中一名患者还表示，他的高潮还会从生殖器一直延伸到他被截掉的腿上，感觉非常奇妙。

这两名患者，或许就是在腿部截肢手术后，形成了某种奇怪的"快感连接"。就像当初拉马钱德兰的实验对象一样，他的手臂已被截肢，但是触摸他的脸，还会感觉到手指受到刺激。这也比较科学地解释了，为什么有将近一半的恋物癖患者，把注意力集中到脚上。而在其他的与身体有关的恋物癖中，则有2/3的人的喜好与鞋子、袜子等有关联。拉马钱德兰在《大脑中的幻觉》（Phantornsin the Brain）中写道："也许在很多所谓的正常人中，有些人也有一点儿跨连接，这样就可以解释为什么他们特别喜欢吸吮脚趾了。"

关于人类的大脑，还有许多更神奇的地方等待着科学家去挖掘。或许以后不单是幻肢与恋足能够得以解释，所有一切"不正常"都可以变得再正常不过，并且有计可施。

◎ PUGLIONESI A. The civil war doctor who proved phantom limb pain was real:HISTORY STORIES[EB/OL]. [2017-11-08].https://www.history.com/news/ the-civil-war-doctor-who-proved-phantom-limb-pain-was-real.

◎ 顾凡及．拉马钱德兰：神经科学领域里的探索者 [J]. 自然与科技，2014,(05):50-54.

◎ WOLCHOVER. Why do people have foot fetshies？: Live Science[EB/OL]. [2011-09-27].https://www.livescience.com/33525-foot-fetishes-toe-suck-fairy.html.

裂脑人拥有两个独立的意识吗？

在饭桌上，如果你发现一位交情尚浅的朋友竟然是左撇子，会不会忍不住，想要聊几句左撇子的生活体验，最后再来一句"听说左撇子比较聪明"，不着痕迹地表达发现异类的快乐？要真是这样，你可能已经深受关于左撇子的"传说"的影响了。尽管歌德、居里夫人、莫扎特等名人都惯用左手，美国前 7 任总统中，有 4 位也是左利手①。但这也只能代表，左利手和右利手都具有成大器的潜质。

近年的研究显示，左利手与右利手的智商几乎是相差无几的。只是身处 85%~90% 都是右利手的世界里，左利手因为少数派的身份被强加了更多的"优越感"。

若是追溯数千年前，人类的祖先的左右手是均衡使用的。当语言对人类的祖先越来越重要时，掌握语言功能的左脑半球就取得了优势，这才让人类倾向于使用右手。人类演化至今，左利手仍然占有 10% 的比例，这是否也说明了右脑有着某些足以媲美左脑的独特功能？

---

① 左利手即左撇子，指的是更习惯于用左手的人，虽然没有数据支持左利手更聪明，但有数据支持双手能用者空间能力更差。

随着人类对用手习惯问题研究的逐步深入，左右半脑的秘密也随之揭开，其中最有名的便是凭借脑研究获得 1981 年诺贝尔生理学或医学奖的罗杰·斯佩里。

在 1836 年，脑科学家达克斯便明确指出了左脑半球与失语症有关。而后法国外科医生布罗卡解剖了一名罹患失语症 30 年之久的患者大脑，发现其左侧大脑有一块区域受损。布罗卡随即发表了论文，将人的语言机制定位在左脑半球，从而发展出了"左脑半球是优势半球^①"的逻辑。这一理念在随后 80 年的时间里，不断得到其他研究的支持。

几乎所有人都确认了一个观点：左脑半球更加智能高级，而右脑半球是落后低级的。这一偏见成了这个时期的主流观点。尽管陆续有人提出对右脑功能的猜想，却都没有受到重视。这时斯佩里对裂脑人的研究直接颠覆了这一观念，真如一道惊雷响彻脑研究领域。

裂脑人这个概念起源于癫痫治疗。

人类的大脑分为左脑半球、右脑半球，这一概念在解剖学刚兴起时便成了人们的共识。而连接两个半球的白质带被称作胼胝体，它包含有 2 亿 ~2.5 亿个神经纤维，是左右脑沟通的重要通道。一部分癫痫患者的主要症状抽搐，是由某一边大脑皮质神经细胞活动异常引起的。

如果将胼胝体切除，中断两边的联系，那是不是能将癫痫控制住呢？带着这样的疑问，神经外科的先驱们为数名癫痫患者做了胼胝体切除手术。手术进行得非常顺利，顽固的癫痫得到了控制，而这些癫痫患者也因为左右脑"分家"被称作裂脑人。

斯佩里很快得知了这一消息，他迅速制订了针对癫痫患者进行裂脑研究的计划。在 1960—1980 年期间，斯佩里和他的学生一同进行了著名的裂脑人研究。在神经生物学这个进展缓慢、即便有了进展也只有小部分人能够理解的学术领域里，裂脑人实验有着非凡意义。斯佩里的团队成员都成了这个

———————————

① 优势半球是指在人脑活动中占据主要地位的脑半球。

领域的领军人物，他也因为发现了大脑两半球的功能分工而摘得 1981 年的诺贝尔生理学或医学奖。正常人大脑的两个半球经胼胝体连接，形成了一个统一的整体。但是胼胝体一经切断后，身体两侧就分别交由一侧大脑管理：左脑控制右半侧，而右脑控制左半侧。

假如严格控制裂脑人的视觉范围，只让左眼看到图像或是文字，又或是只让左手触摸物体，而大脑两个半球分离而信息不互通，是否能够以此验证左右半脑的能力范畴呢？

在此前，斯佩里曾做过动物裂脑实验，以此积累了一定的经验。他设计了一套设备，在裂脑人面前放置一块能够映出文字或图像的屏幕。裂脑人需要凝视屏幕正中间的一个点，这样在中间点左侧的图形就只能被左眼捕捉，反之亦然。当然，为了防止另一只眼睛无意识地偷看，图像或文字只闪现 1/10 秒甚至更短时间。实验初期，斯佩里也认为右脑是没有语言能力的，不过实验，结果却颠覆了他的想法。

当图像在中心点的右边视野闪过时，因为拥有语言能力的左脑接受了信息，所以受试者总能准确地说出看到的图像以及闪现的位置。如果图像在中心点的左边视野闪过时，受试者会否认看到任何东西。但如果要他用左手指出闪现的图像位置时，他们总能准确地指出。

斯佩里反复测试了这一过程，得出了一个与"常识"不符的结论：

受试者不能用语言报告右脑的知觉，因为语言中枢处于左脑，而右脑只具有对文字、图像的辨识能力。

为了印证这一结论，他们将图像换作书面词汇，例如铅笔。结果表明，受试者无论用左脑，还是右脑，都能准确地用对应的手，在一堆物品中挑出铅笔。斯佩里完全没有想到这简单的测试，竟挖掘出关于右脑如此惊人的秘密。那会不会有右脑可以完成，而左脑不能达成的事情呢？

循着这个思路，他的团队开始挖掘右脑的专属能力。其中，斯佩里的一个学生迈克尔·加扎尼加，设计了一个足以反映右脑能力的实验。他将 4 块 6 个面上有着不同图案的积木交给受试者，让他们按照样张上的样子摆放积木。受右脑支配的左手总是能够很好地完成任务，而右手的完成度却总是不尽如人意。甚至有的时候，右脑还会主动让左手把积木抢过来摆，为了抑制住右脑的"意识"，受试者不得不将左手坐在身下。这一幕看起来，简直好像两个人在受试者体内争夺着展现自己的意志。

1968年，斯佩里找到了一例先天性无胼胝体的病人进行研究。这个病人有高于平均数的语言能力，这主要是因为，他的左右半脑似乎为了适应独特的构造，都具有语言能力。但他的空间能力、非语言能力却很糟糕，对于几何学、地理学的理解能力差得令人惊讶。斯佩里推测——右脑牺牲了空间处理能力，来提高语言能力。反之，也就证明了右脑具备空间处理能力。结合加扎尼加的实验，右脑在综合处理空间信息上更具优势的观点呼之欲出。在这之后，他的团队针对左右脑不一样的能力，设计了一系列类似的实验。

最终，斯佩里提出了全新的左右脑分工理论，这也是他摘得诺贝尔奖的最主要贡献。作为公认的优势半球，左脑半球更擅长分析、逻辑、计算和语言相关的内容。而右脑半球，则是在空间、综合、音乐、直觉感觉上更加擅长。

这一理论打破了前人认为右脑是个附属物的错误观点，这也印证了无论左利手还是右利手，都有着自己擅长的工作，而不能简单地说谁更聪明。

但实验至此，真的已经揭露了裂脑人的所有秘密了吗？加扎尼加的实验中，受试者左右互搏的场景想必仍让人浮想联翩：左右半球"分家"是不是意味着一个脑子里出现了两个意识？左脑掌握话语权自然很容易证明是否有自我意识。

为了确认右脑是否具有自我意志，斯佩里进行了另一项著名的实验。他给受试者的右脑展现不同的照片，这些照片含有一些与政治、家庭、亲属、历史或是宗教相关的信息。如果受试者觉得喜欢就将左手（右脑控制）的大拇指向上，不喜欢的就大拇指朝下。

实验过程中，受试者看到漂亮的芭蕾舞女郎时拇指朝上，看到希特勒或是战争的照片时拇指朝下。当右脑在对应的情景下，情绪似乎能够蔓延至左脑。脸部同样会表现出对应的露齿笑或是愤怒的情绪，尽管左脑对此并不清楚原因。这个实验充分证明，左脑和右脑同样都具有自我意识和社会意识功能。其实，随着切除胼胝体治疗癫痫的手术技术的提高，不仅出现了"裂脑人"这样的词汇，一些新的病征也随之诞生。裂脑人在左右脑分家后，获得了一些独特的能力，他们能够左右手开弓，同时做两件完全不同的事情。对人们来说，左手画圆、右手画方或许是一件难以办到的事情，但对他们来说却非常简单。但这能力也附带了一种糟糕的疾病，叫作相异手动综合征。右脑因为失去了表达观点的"嘴巴"，只能通过控制左手表达。因为两个半脑思考的方式不同，所以对于一个问题会产生两种不同的观点。如果胼胝体还在的话，那两种不一样的观点会交汇在一起，大脑会综合各种信息选择最为合适的一种①。

　　例如衬衫的最后一个扣子，左脑认为扣上更暖和，但是右脑认为敞开比较诱人，在一番争执后仍会选择更符合心境、场景的做法。但裂脑人的左右半脑无法沟通：一只手刚刚扣上扣子，另一只手就匆匆解开了扣子。

　　相异手动综合征就是将这种不受控制的情况表现得极为极端的一种病征。有时右脑会控制着左手做出根本超出你预期的事情，甚至攻击身边的人。斯佩里的实验足以证实相异手动综合征是切除胼胝体的后遗症，这也引发了新的思考：到底哪个才是受试者本人？在思考这个问题前，再提一提由加扎尼加设计的另一个著名的实验。加扎尼加毕业后，来到美国东北部的纽约大学，再次开展了关于裂脑人的研究。他和他的学生重复了让右脑识字的实验，但这一次，他要求受试者按照右脑得到的信息行事。当加扎尼加给受试者的右脑看"挥手"一词时，受试者便会挥一挥手。

　　或许是加扎尼加的灵光一闪，他决定给受试者那不清楚状况的左脑出个

---

　　① 有观点认为大脑思考速度快，很多行为是先做，再想为什么这么做，这样可以保证更快地完成任务。

难题，让受试者说说为什么会挥手。受试者稍做犹豫后说道，他以为看到一个朋友所以才挥了挥手。这件事让加扎尼加有了一个猜想，他再次设计了一个实验。他让受试者左眼看到一幅雪景，右眼看到一只鸡脚，然后让他在桌子上的卡片中，左右手各挑选一张有关联的卡片。受试者由右脑控制的左手挑的是一个铲雪的铲子，而由左脑控制的右手则是挑了一只鸡。而这一次受试者的解释是：因为看到了鸡爪所以挑选鸡，而挑铲子是因为要用它打扫鸡厩！

加扎尼加顿时明白，左脑不仅仅有着说话的能力，同时它还是一个"会讲故事的脑子"。左脑尽管不能了解右脑所获悉的信息，但它可以通过已有的信息猜想右脑行为的深意。这个有趣的现象，为左右半脑的本质画上又一个问号。当大脑发生变化后，我们所知悉的内容都可能被隐瞒，甚至是虚假的。

我们无法得知，我们的一些自然而然的行为会不会是脑颅深处的暗涌。但若是连记忆、意志都可能是虚假的，我们也无须再去争执世界的真假。因为，我们连证明自己是不是自己都无法办到。

◎ 顾凡及 . 加扎尼加探秘裂脑人 [J]. 科学世界 ,2016(03):98–103.

◎ 王延光 . 斯佩里对裂脑人的研究及其贡献 [J]. 中华医史杂志 ,1998,(01):59–63.

◎ 肖静宁 . "裂脑人"的研究及其哲学思考 [J]. 武汉大学学报 (社会科学版),1985,(04):39–45.

◎ SATZ P, ORSINI D L, SASLOW E,etal. The pathological left-handedness syndrome [J]. Brain & Cognition. 1985, 4(1) , 27 - 46.

CHAPTER 3

第3章

神秘的人体：
万万没想到的人体冷知识

有什么惊悚的神秘现象，能用现代医学来解释？

在被判定为死亡后，一名西班牙男子被送上了尸检台。法医认真地用笔在他的身上标好记号，以便进行解剖。刚要开始时，动刀的医生突然接到紧急通知，便离开解剖室。可当他再次回到解剖室时，居然听到了一阵阵微弱的打鼾声。一开始他以为是幻听，结果进去一看被吓了一大跳。谁能想到，发出鼾声的竟是刚才那具就要被解剖的"尸体"。

原来该名男子在失去生命特征数小时后，又重新活过来了。大家在感到惊悚离奇的同时，不免调侃是鼾声救了他一命。可仔细一想，此事却也让人感到害怕。要是当时法医准时开刀，又或者直接送去下葬，那后果将不堪设想。那么，现代医学究竟如何看待这种"起死回生"的诈尸现象？在科技不发达的过去，古人又是如何预防此类现象的发生呢？

过去，人类就发明了各种方法来定义生命的终点。人类尝试过反复喊病人的名字、用钳子夹乳头、把水蛭放进肛门，等等，但似乎都不尽如人意。为了找到一个标准方案，1846年巴黎还为此举行了比赛。医生尤金·布切特因提出了"临床死亡"的定义而夺魁。"临床死亡"即一个人的呼吸停止、心脏停止跳动，就能确认他死亡了。可即便如此，当时的人们普遍有"活埋恐惧症"。

　　所谓的"活埋恐惧症"，即害怕自己还没咽下最后一口气就被活埋了。为了防患于未然，从18世纪起就有人发明了"安全棺材"。其中最为经典的是，美国于1868年公布专利号为81437号的安全棺木。与之前的棺木不同，它巧妙地将钟铃、绳子，以及梯子置于其中，并加以设计。倘若"死者"突然在棺木里醒来，拉动了"死"时被放入手中的绳子就会响铃。万一没人发现的话，他还可以拼尽全力通过梯子从坟墓里爬出去。

　　而1887年设计的一款棺木配备了空气管和报警器，更为便捷实用。一旦棺木里有动静，空气管便会被接通，报警器就能发出报警声。这样一来，那些意外被活埋的人就能重新呼吸，避免因窒息而死亡。类似的安全棺木开始层出不穷，且越发高级。比如1904年发明的棺材中就已经含有一个基于闭合电路的复杂系统。如果被埋的人醒来后，可以闭合电路，那氧气储存器就会被打开。之后，信号就能通过电线系统发射出去，"复活"的人就有机会得救了。

　　我们已无法得知究竟多少"安全棺木"派上了用场。但一项关于活埋的研究成果是令人沮丧的。该研究显示，"活埋"的高峰期极有可能出现在1952年。也正是从这个时期开始，呼吸机、喂食管、导管、透析机相继诞生。

　　人类逐渐发现，在缺少某些身体功能的情况下，人仍能处于活着的状态。到了1966年，脑死亡（brain death）的概念正式诞生，活着不再只与心跳、呼吸有关。如今我们知道，现代医学普遍以脑死亡作为判定个体死亡的依据。尽管死亡的定义变得更科学了，但仍无法阻止"起死回生"的现象发生。

　　只不过，它们可能更多地发生在医院太平间的尸袋里。2014年，美国密西西比州一名78岁的男子被宣布死亡。哪里晓得第二天，他竟从太平间的尸袋中苏醒了过来。

　　类似地，美国一名80岁的"死者"在医院太平间被"活活冻醒"；91岁的詹妮娜·科基薇茨在死了11小时后，在停尸间冰柜里突然坐了起来。

　　据说这位"复活"的老妇人淡定地向工作人员要东西吃。另一家医院的一名患者因药物过量被宣布脑死亡，但在被送往手术室收集捐献器官时，他突然醒过来了。这件事引发了社会舆论的抨击。类似的例子并不在少数。在医学上，这些离奇的"起死回生"的现象都被叫作"拉撒路综合征"（Lazarus syndrome），即患者停止心跳和呼吸后过一段时间，突然恢复自主呼吸的现象。早在1982年，拉撒路综合征就被文献首次记录了。目前全世界至少已报告了38例。尽管官方报告的病例较少，但现实中的拉撒路综合征患者要多得多。

2011年，芬兰赫尔辛基大学中心医院的研究员进行了一项为期6年的前瞻性观察性队列研究。目的是确定停止院外心肺复苏术（CPR）后拉撒路综合征的发生率和发生时间。研究跟踪分析了2011年1月1日至2016年12月31日在芬兰赫尔辛基紧急医疗服务中心进行的院外心肺复苏术停止10分钟的生命体征监测数据，以检测可能出现的拉撒路综合征。研究结果发现，在这为期约7年的研究过程中，记录到进行院外复苏术的病例有1376例。其中有840例（61.0%）CPR在现场停止。拉撒路综合征出现5例，发生率为5.95/1000，其中3例在2~15分钟内死亡，另外2例在1.5小时到26小时在院内死亡。这项研究再次确定了拉撒路综合征的存在。研究报告于2017年发表在医学期刊《复苏》（Resuscitation）上。至于"拉撒路综合征"产生的原因，目前医学上有两种理论可以来解释。一种理论认为，它的出现是因为在CPR的过程中患者胸腔压力不断蓄积，当CPR停止后累积的压力得到释放，被压迫的心脏才能慢慢恢复搏动。另一种理论则认为是抢救药物的生效出现了延迟。比如注射的肾上腺素在患者被宣布死亡后才开始生效。又或者是当患者的静脉回流受阻时，外周静脉注射的药物可能隔段时间才能随血液循环到达靶器官。此外，血钾水平过高也可能导致自发循环恢复延迟。

针对拉撒路综合征的现象，临床对死亡的判定会在患者心脏停止跳动后继续观察5~6分钟。目的在于，准确地判断出患者是真正的死亡还是仍有一线生机。但更长的观察时间可能造成器官因长期缺血无法用于捐赠等。其实在医学上，还有一种同样诡异的医学现象容易与拉撒路综合征混淆。它就是拉撒路反射，一种临死前的原始自动的反射。

　　拉撒路反射通过脊椎发力的"反射弧"对身体产生影响，能使死者坐起，短暂地举起手臂，放下，或者交叉放在胸前。这也是为什么影视剧中的僵尸都喜欢低着头，然后往前伸直手臂的原因。

　　就和你手被烫了以后立刻弹开是一回事，拉撒路反射完全不需要大脑的参与。其实哪怕一个人死去之后，他的皮肤和脑干细胞依然可以存活数日，骨骼肌干细胞在死亡两周半的尸体中仍可被发现。

　　这种不同步的衰亡过程导致了"有心律的尸体"的现象存在，实际上这类现象都出现在脑死亡患者身上。发生拉撒路反射时，脑死亡患者的手臂上有时还会出现鸡皮疙瘩。这常常会让死者的亲友以为死人复活了。有人认为，许多埃及木乃伊总是双手环抱胸口可能就是拉撒路反射导致的。

　　其实从生物学上来说，死亡没有一个统一的时刻；每一个死亡是由一系列的"迷你"死亡组成的，不同的组织以不同的速度死亡。也就是说，我们身体的其他器官并不一定因为"总部"的衰竭而停止运转。在某些情况下，病患的心脏仍在跳动，他们的一些器官能在死后持续运转长达14年，甚至有一具尸体在死亡后"存活"了20年。

　　从这个角度看，死亡不是一个事件，它更像是一个过程。关于死亡这个沉重话题，科学仍在寻找一个更明确的答案。但经过数世纪的尝试，我们也仅仅知道"死亡"存在着不确定。既然如此的话，或许只有当下才是我们最能把握住的吧。

◎ KUISMA M, SALO A , PUOLAKKA J , etal. Delayed return of spontaneous circulation (the Lazarus phenomenon) after cessation of out-of-hospital cardiopulmonary resuscitation[J]. Resuscitation, 2017: 118.

◎ LETELLIER N, COULOMB F, LEBEC C, etal. Recovery after discontinued cardiopulmonary resuscitation [J]. Lancet, 1982, 319(8279): 1019.

◎ HEYTENS L, VERLCOY J, GHEUENS J. Lazarus sign and extensor posturing in a brain-dead patient Case report[J]. Journal of Neurosurgery, 1987, 71(3): 449-451.

◎ 付阳阳，徐军，于学忠. 拉撒路综合征 [J]. 中华急诊医学杂志，2016，25(2): 241-245.

死细胞组成的头发，真可以上演 "一夜白头"这种魔幻戏码吗？

没有什么词比"一夜白头"用来形容一个人焦虑到极点的状态更合适了。你会在小说里、电影里甚至是社交媒体或网络社区里看到关于一夜白头的案例。白发魔女、想要当食神的史蒂芬·周，这些可能是大家很熟悉的经典案例。不过，今天不打算说这些虚构的故事，毕竟这些故事是作者加工创作出来的。那么以现代科学的角度看，"一夜白头"到底存不存在？

从常识上讲，一夜白头是不可能发生的。如果你有拔白头发的癖好，一定拔出过一半白一半黑的阴阳头发，仔细观察的话你还会发现头发从白到黑没有一个确定的分界。从原理上讲，头发的主要成分是角蛋白，是由表皮细胞角质化形成的，它的颜色又由当中的黑色素决定，而头发中已经没有活细胞，也不再受机体的控制。就算我们假设某个人在某一瞬间突然失去了合成黑色素的能力，那么他的头发也不会迅速变白，已经长出的部分仍然会维持本来的颜色。

就像是染黑了头发的白发老人一样，如果不漂不染，要重回满头白发少说也要几个月的时间。比如1980年我国在新疆出土的"楼兰美女"，距今已有3800年，她棕黄色的头发依旧保存完好。

事实上头发和骨骼是人死后最容易保存下来的部分，从中可见其稳定性。所以长出的头发在正常情况下就不会发生颜色上的改变，除非是人为脱色或染色。如果你以为这样就能给一夜白头下个结论的话，那未免把问题想得太简单了。不啰唆，先来看这些证据确凿的案例。

2019 年 1 月，央视播出了反腐纪录片《红色通缉》，在第四集约 38 分钟处就有一个案例，讲的是"红色通缉令"3 号人物乔建军。乔建军于 2018 年 6 月在瑞典被当地警方拘捕，可能是没想到自己精心策划的潜逃计划会失败，他在落网的当天"一夜熬白了头"。纪录片中有图有真相，还有负责案件的工作人员作证，这恐怕能算得上是证据确凿的一夜白头案例了吧。

除了落网的罪犯会一夜白头，更常听说的是亲友故去家属承受巨大打击一夜白头的事情。在人民网的一篇报道中，接受采访的东北老刑警彭书滨回忆一起发生在 2001 年的命案：大学附近一网吧老板被凶手锤杀。彭书滨当天在案发现场见到死者父母。因为死者父母都是知识分子，可能比较注意保养，所以看起来要比实际年龄更年轻一些。等到第二天彭书滨走访死者家时，死者的母亲已经满头白发。彭书滨说："我生平第一次见到了一夜白头究竟是什么样。"

还有不少来自其他国家的案例：18 世纪法国 37 岁的王后玛丽·安托瓦内特在上断头台前一夜白头，所以一夜白头在西方更常见的名字就是"玛丽·安托瓦内特综合征"（Marie Antoinette syndrome）。另外还有比较特别的案例，比如《大西洋月刊》（The Atlantic）曾经刊登过一篇文章，作者描述了在一次国外报道过程中，她的唇毛突然变成白色且有些透明的样子。印度一位 48 岁男子的一只脚上的毛发突然变白，而另一只脚却没有变化，他没有报告疼痛，皮肤也没有变色，身体健康，医生无法确定病因，只怀疑是白癜风的早期征兆。可见会一夜变白的不仅是头发，也可以是身上任何部位的毛发。

尽管存在各种各样的真实案例，但是仍有不少人认为所谓的一夜白头可能夸大了头发变白的速度或者仅仅是其他原因导致的假象。

有一种解释认为，法国王后一夜白头可能是因为被捕入狱后她无法使用染发剂导致原本已经变白的头发重新显现出来。那个时代的染发剂效果可能并不持久，可是考虑到她37岁的年龄，这种解释也不那么令人信服。

不过这倒是给了我们一个思路，一夜白头或许是某种生理现象带来的"假象"，而并非真正意义上的变白。有一些人支持斑秃是所谓一夜白头的原因。斑秃是一种常见的皮肤科疾病，典型的症状是头发出现斑块状的脱落。由于发病比较迅速，有时候一觉醒来就已经少了一片头发，所以民间也会称之为"鬼剃头"。

斑秃有时候也并不是典型的斑块状脱发，有可能是大面积的部分脱发。因此，有人就提出了这样一种猜测，如果那些一夜白头案例中的主角原本就有一定量的白头发，平常被黑发遮盖可能并不明显，当发生斑秃后，黑发脱落的量更大，留下的白发就更加明显，再加上发量减少无法遮盖头皮，也会显现出浅色。

另外，斑秃的发病特点也符合一夜白头案例中的规律，一般认为心理压力、生活方式的重大改变是引发斑秃的重要因素。有统计研究也给出结论，斑秃患者在半年内经历重大生活事件的比例高于正常对照人群，可以认为精神压力与斑秃具有相关性。而且斑秃发病几乎不限年龄，以中青年为多，男女发病率无明显差异，基本没有与一夜白头案例相悖的特点。不过斑秃假说也存在疑点。

目前的研究认为斑秃是T淋巴细胞介导的、以毛囊为靶器官的自身免疫性疾病。斑秃患者虽然发生了脱发但毛囊并没有被破坏，头发是能够恢复生长的。虽然斑秃也存在永久性的案例和反复发作的特点，但从统计上看大约有80%的患者能重新长出头发，而在国内外各种一夜白头的案例中都没有出现头发恢复正常的情况，所以仍然存在疑点。

如果我们把条件放宽一些，那所谓一夜白头或许都有夸大的成分，比如罪犯落网前或许已经有所察觉，精神压力骤增就可能发生在被捕前，拘捕后可能还会关押一段时间，等到消息公开可能已经过去了数日。

所以如果把"一夜"当作一个形容迅速的虚指用法，那几天内头发迅速变白的情况是否存在呢？首先，我们要搞明白正常情况下一个人的头发是如何变白的。其实，头发变白原因有很多种，这里很难介绍全面。

比较主流的解释就是合成黑色素的相关功能出现问题导致黑色素减少，还有一种比较新的观点认为和身体产生的过氧化氢有关。为头发合成黑色素的细胞本身会产生过氧化氢，能把头发漂白，但正常情况下我们体内会有对应的过氧化氢酶去清除它。随着年龄的增长，我们体内酶的活性和数量都会有所下降，头发因此变白。

如果是"少白头"，那情况也类似。"少白头"由过氧化氢的前体自由基数量超出了身体的清除能力所致。打个比方，如果把过氧化氢的累积看作是财富的累积，"少年白"就像开源，"老年白"就像节流。

当然，这些头发正常变白都不会很迅速，少则几个月多则数十年。不过一个新的研究发现了一种可能让头发迅速变白的生理机制。就在 2020 年 1 月 22 日，一篇发表在《自然》的论文报告了受到压力的黑毛小鼠在短短 5 天内毛发变白的现象。研究人员使用束缚压力、慢性不可预知的压力和痛感压力来模拟黑毛小鼠的压力。实验结果表明，不管是哪一种压力都能使毛发变白。

起初，他们认为毛发变白的原因是压力导致免疫系统攻击了黑色素细胞，不过用缺乏免疫细胞的小鼠再次实验，结果仍然一样，因而排除了这种猜测。之后他们又猜测毛发变白与肾上腺分泌的皮质醇有关。皮质醇是一种与压力直接相关的激素。于是他们切除了小鼠的肾上腺，却发现结果仍然不变。在排除了各种原因后，最终研究人员发现小鼠体毛变白与交感神经系统有关，在压力作用下，交感神经系统驱动所谓的"或战或逃反应"。

实验中，受压小鼠的交感神经细胞会释放去甲肾上腺素，它会促进干细胞的分化。毛囊当中就有黑色素干细胞，它们定期增殖分化，补充原有死去的黑色素细胞。而去甲肾上腺素让毛囊中的干细胞迅速分化为黑色素细胞，仅仅 5 天就耗尽了整个干细胞"库存"；并且分化出的黑色素细胞并没有留在毛囊底部，也就无法为毛发继续产生黑色素。

实验证明了压力的确可以迅速让小鼠的黑色毛发变灰变白，不过因为小鼠体表毛发的生长周期较短，从新毛发长出到脱落只有 20 天左右，所以能比较快地观察到毛发变白。

如果人体也存在同样的机制，可能只有留男士短发才能比较快速地观察到头发变白，以头发每个月 1 厘米左右的生长速度计算，寸头可能一两周就能发现明显的变化，但要达到满头白发的程度恐怕还是需要一些时间。

研究人员做这么多的研究，还是没有找到一夜白头的确切机制，不过可以确定人在受到精神打击或者压力的情况下的确会迅速失去长出黑发的能力。这么说来，过于担心自己有白头发是不是也会带来心理压力，反而是越愁越白呢？总之，一定要放轻松，生活没有过不去的坎。只是一夜白头还有解不开的谜。

参考资料

◎ 张智威. 老刑警谈破案经历：亲眼目睹死者家人一夜白头：人民网 [EB/OL]. [2013-03-28]. http://legal.people.com.cn/n/2013/0328/c188502-20952296.html.

◎ JOLIS A. The Medical Mystery of Hair That Whitens Overnight：The Atlantic[EB/OL]. [2019-09-20]. https://www.theatlantic.com/health/archive/2016/09/canities- subita/500576/.

◎ CHERNEY K. Marie Antoinette Syndrome: Real or Myth?:Healthline[EB/OL]. [2018-09-18]. https://www.healthline.com/health/marie-antoinette-syndrome.

◎ 杨建，赵莹，章星琪. 精神应激事件与斑秃发病的相关性分析 [J]. 岭南皮 肤性病科杂志，2009,16(04):247-250.

◎ 章星琪. 斑秃发病机理探讨 [J]. 皮肤性病诊疗学杂志,2015,22(02):144-147.

为什么尝尽百味的舌头，
却连可乐雪碧都分不清？

不看不闻的情况下，你还能分辨出可乐、雪碧和芬达吗？我们的第一反应肯定是觉得可以，毕竟三者的口味相差太大了。但现实是，绝大多数的人都是无法准确辨认出来的。（不信的话你可以试试）

在平常生活里，你应该也注意到了这个现象。那就是，感冒时不仅闻不出什么气味，就连吃东西也没有什么味道了。这可不是生病带来的食欲不振造成的，而是人体嗅觉和味觉共同协作的结果。其实，我们的舌头只能感受寥寥几种味道。但有了强大的嗅觉帮忙，就能体味无数的风味了。

要是不相信嗅觉作用的话，我们再来做个自我测试：任凭你挑选何种食物或是饮料，只要捏着鼻子，你会发现品尝起来的味道都会淡很多。

别以为只有嗅觉会影响味觉，最新的研究发现我们的味觉细胞中竟含有嗅觉感受器。一直以来，味觉和嗅觉都被认为是独立的感觉系统，它们各自的信息要在到达大脑之后才相互作用。这早已成了大家毋庸置疑的常识之一。直到一个小男孩问出了一个无比天真的问题，才引发了对这一问题的重视。如往常一样，美国生物学家奥兹德纳正陪自己 12 岁的儿子玩耍。儿子突然一脸好奇地问他："蛇会不会伸出舌头来闻气味？"与其他家长默不作声不同，奥兹德纳想了想回答道："会啊，蛇的舌头是蛇的味觉感受器，能用来'闻'

气味。"

　　一般情况下，当蛇伸出舌头时，舌头上的液体把气味粒子粘住，将物质微粒吸回口中。缩回去后，舌头就伸到了口腔前上方的一对小腔里，这个部位叫助鼻器。它与外界不相通，不能直接产生嗅觉，但是它靠舌头的帮助能实现嗅觉功能。经过助鼻器的判断后，蛇就能准确地捕获猎物了。

　　认真回答完儿子的问题后，研究嗅觉和味觉运行机制的奥兹德纳灵机一动——那么，人类的舌头是否也能闻到味道呢？一开始，奥兹德纳说出这一想法时，被同事们认为是天方夜谭。几番讨论后，他们决定使用莫奈尔中心开发的方法试一下。先是在培养液中保持人类味觉细胞的活性，而后利用遗传和生物化学方法检测味觉细胞的培养基。结果发现这些味觉细胞中，果然含有许多已知存在于嗅觉感受器中的关键分子。

　　接下来，研究员使用被称为钙离子成像的方法发现：培养基里的味觉细胞对气味分子的反应方式与嗅觉感受器细胞相似。这一结论也得到了莫奈尔中心科学家其他实验的证实。同时，这也表明单个的味觉细胞同时包含了味觉和嗅觉感受器。奥兹德纳将这些结果撰写成论文，并于 2019 年 4 月 24 日发表于《化学感官》（*Chemical Senses*）杂志网络版。

　　在论文中，他兴奋地写道："嗅觉感受器和味觉感受器存在于同一个细胞中，将为我们研究舌头上气味和味觉刺激之间的相互作用提供巨大的空间。"没错，这个最新发现有助于人类更深入地了解嗅觉和味觉相互作用的本质和机制。与此同时，它也为了解嗅觉系统如何探测气味提供了新的途径。

　　假以时日，它也最终将改变人类的味觉感知。

　　生物学上，嗅觉由嗅神经系统和鼻三叉神经系统这两个感觉系统参与。通常我们鼻子轻轻一吸，不就能闻出什么味了吗？但它全程都需要嗅觉细胞的参与。人类的嗅觉细胞就像是个圆瓶，细胞顶端有许多短纤毛。当这些纤毛受到空气中化学分子的刺激时，就会发送神经冲动。等到神经冲动传回大脑的嗅觉中枢，我们就闻到味道了。

　　那为什么我们感冒时，就不能闻到味道了呢？这个时候鼻子里的嗅神经本身功能还是正常的。但为了抵抗入侵的病原体，鼻腔里的鼻黏膜会奋起反抗，结果就会充血水肿发炎，导致分泌物增多。当鼻黏膜被分泌物全部覆盖之后，味道就刺激不到我们的嗅觉细胞，当然也就不能刺激到嗅神经末梢，我们就闻不到味道了。一般情况下，我们捏着鼻子时嗅觉也会减弱不少。不过当我们鼻子恢复正常后，闻气味的能力也会逐渐恢复。如果是病毒直接损伤了嗅觉神经，就会恢复得慢一点儿。而由于鼻窦炎、鼻息肉等疾病产生严重鼻塞时，都会造成无嗅觉的现象。

别以为无嗅觉只是闻不到味道而已，它可是会大大影响我们的味觉体验的。因为当我们吃东西时，食物的气味会通过口腔后方的空气传递到鼻腔中，就形成了鼻后嗅觉。同样的食物，通过鼻后嗅觉"闻到"的气味，和从鼻孔进入的分子产生的气味，可能是完全不同的。比如闻的时候可能是臭的，但鼻后嗅觉感知到的却是非臭味。你的大脑知道每一个嗅觉讯号来自何处，这些嗅觉信号有些来自鼻孔，有些则来自嘴巴。鼻后嗅觉和舌头上产生的味觉信息抵达我们的大脑，它们会在一个叫"前脑岛"的结构中整合起来，形成了食物特有的味道。所以很多人把食物味道等同于味觉感受是不准确的。事实上，大多数食物和饮料的独特味道更多地来自嗅觉，而不是味觉。

是的，鼻子也是会尝味道的。这也是为什么捏着鼻子会品尝不出味道的原因。

众所周知，哺乳动物舌背面和侧面分布有 4 种乳头状突起。它们分别为轮廓乳头 (circumvallate papilla)、叶状乳头 (foliate papilla)、菌状乳头 (fungiform papilla) 和丝状乳头 (filiform papilla)。除丝状乳头外，其他三类舌乳头因含有味蕾又被称作"味乳头"。这些长得像洋葱似的味蕾，是我们能尝出味道的关键。在咀嚼和吞咽的过程中，食物就会随着唾液扩散到舌乳头上。一旦舌乳头上的味蕾接触到这些食物分子，味蕾上的味觉受体细胞就开始协调工作了。

而这些味觉受体细胞也有着自己的"舌头"，就是镶嵌在细胞膜的某些蛋白质分子，也就是受体。这些蛋白质能特异性地与某种带有"味道"的化学物质结合，并编码成神经电信号，传送至大脑形成味觉。目前，苦味、甜味、鲜味、酸味和咸味的受体分别在 2000 年、2001 年、2002 年、2006 年和 2010 年相继被找到。不过，感知食物质地的受体仍然逍遥"法"外，不知踪迹。除了鼻后嗅觉的影响外，味觉的形成远不是味蕾那么简单。其中，最为有趣的是温度会影响味蕾的敏感性。冻得结实的冰激凌吃起来味道刚刚好，但化了以后继续吃就会觉得太甜了。类似地，人们对苦味、鲜味的感受随着温度的变化而改变。50% 的人还能尝出温度本身的味道：对舌头加热会让它尝到甜味，而冷却舌头会导致酸味和咸味。

从上文可见，我们每天的吃喝调动着嗅觉和味觉等感官。不仅是生理上，我们品尝食物时还会受心理、遗传等因素的影响，从而形成了我们对食物的独特感受。而当下这种吃的感觉，正是所有的影响因素最终汇集到大脑的结果。兴许当我们了解其中的奥妙后，吃起来会别有一番风味呢。

◎ COLLINGS V.Human taste response as a function of Locus of stimulation on the tongue and soft palate[J]. Percep. Psychophys,1974,16(1):169−174.

◎ BAKALAR N. Sensory science: Partners inflavour[J]. Nature, 2012, 486(7403): S4 − S5.

◎ KUPFERSCHMIDT K.Following the Flavor[J]. Science, 2013, 340(6134): 808−809.

掰手指一时爽，一直掰，得"诺奖"

小时候常学着电视剧里的古惑仔把手指关节掰得咔咔响，感觉无比威风。这时，长辈的一句话可能瞬间浇灭你的霸气。"经常掰手指，以后可是会得关节炎的！"这话听着还是有些让人后怕的，但是一个当时 20 多岁的美国人偏不信。他倔强地掰了 50 年手指，最后在"搞笑诺贝尔奖"颁奖礼上对他妈喊话："妈妈，你错了！"

唐纳德·昂格尔是一位美国医学博士。60 多年前，他还是个 20 多岁年轻气盛的小伙子。昂格尔小时候常常掰手指，却总是被母亲、姨妈等长辈泼冷水。长辈们告诫说掰手指会造成关节炎，因此不可以经常这么干。掰手指真的会导致关节炎吗？这位医学博士不禁陷入思索。如果有什么最低成本的逞威风形式，掰手指算是一种。咔咔作响的手指关节搭配不可一世的神情，身体由内而外散发出"我很能打"的信号，这时自己仿佛就是整个街区最凶猛的仔。

但如果若干年后，因为这小小的举动患上关节炎，这不免萌生让人"打脸"的耻辱感。昂格尔心生疑惑，决定亲自试验掰手指到底会不会得关节炎。最直接的方法就是用自己的双手做实验。他开始每天至少掰两次左手的指关节，而右手则几乎从来不掰。一双手刚好形成了实验组和对照组。接下来昂格尔要做的，就是每天重复实验，一定时间后再看效果。普通人只为了爽一爽的掰手指，而昂格尔把这当成了任务和工作，日复一日地掰手指。

没想到，这份执着与求知心并没有随着年岁增长而消逝。昂格尔这么一掰就掰了50年，从小伙子掰成了白发苍苍的老爷子。50年后的1998年，昂格尔的左手已经被掰了至少36500次。但无论是肉眼观察，还是给手指拍X光片，都看不出两只手有任何异常。也就是说，昂格尔掰了50年的左手而没有因此患上关节炎。而手指肿大等手型变化也没有出现。

昂格尔兴奋地把这项研究内容发表了出去。一篇名为《指关节开裂会导致手指关节炎吗？》（*Does knuckle cracking lead to arthritis of the fingers？*）的论文横空出世。文章中用严肃的语气说明了这项趣味实验的研究过程。时隔数十年，他终于证明了自己童年时长辈给出的告诫是错误的。

做了半个世纪的掰手指实验听起来荒诞稀奇，但也不无道理。这位医学博士用充满嬉闹意味的实验，证明了了不起的医学探究。昂格尔凭借这项研究获得了2009年的"搞笑诺贝尔奖"。站在颁奖舞台上，昂格尔仍不忘反讽母亲当年的错误教导。

时年83岁的老人像孩子般隔空呐喊："妈妈，你错了！你看到了吧，我可以不吃花椰菜①了吗？"

昂格尔老爷子的趣味实验的确解答了医学难题，掰了50年手指的他没有患上关节炎。但昂格尔的实验中只有自己的一双手作为样本，显然说服力不足。掰手指和关节炎之间的关系无法就此合理撇清。这场旷日持久的实验所得出的结论也没有普遍适用性。实际上，有更严谨的实验表明，掰手指的确不会引发关节炎。2011年，一项研究对215位实验者进行掰手指与手骨关节炎的相关性实验。结果证明，掰手指和手骨关节炎并没有显示相关性。而关节炎基本只和家族遗传病史、繁重劳动经历、曾受到关节创伤等因素有关。

---

① 有研究指出，花椰菜中富含萝卜硫素，有助于缓解关节软骨被破坏速度，预防关节炎。（Davidson R K，Jupp O，Ferrars R D，et al. Sulforaphane Represses Matrix - Degrading Proteases and Protects Cartilage From Destruction In Vitro and In Vivo[J]. Arthritis & Rheumatism, 2013：65.）

昂格尔的观点也因此得到有力的佐证。

大概可以想象，50年里昂格尔一边担心一边掰手指的场景。随意挑选任意一只手的任意一只手指，就可以用另一只手按压。这时，你就会听到一声清脆爽朗的响声，随之而来的是相连两块骨骼得到松弛的绝佳体验。不仅手指，全身骨骼的任何一个关节处都可能产生类似的声响。有的人甚至转个身就能发出噼里啪啦的喜庆"鞭炮声"。

在体验掰手指的过程中，关节腔里的一系列运动也搭配得恰到好处。各处关节之间并非直接相连，而是共处一个关节腔，通过腔室连接。关节腔里充满了像蛋清一样的滑液。滑液充当关节之间的润滑和缓冲剂，于是关节才得以顺畅地转动、弯折而不会轻易受到损伤。当关节受到拉扯时，腔体内的滑液迅速做出相应调整。这时滑液会析出气体，在关节腔中形成气泡。在猛然挤压之际，气泡瞬间破裂，并发出清脆的声响。而通常要等15分钟之后，关节腔中才会重新积累气泡，再次发出响声。

这个正常的关节运动竟意外地为人带来极度舒适的体验。这种行为带来的体验类似于挤破塑料泡泡球的解压泄愤效果。不过这气泡广泛存在于自己的身体里，反而成了天然的"玩具"。但还有一种观点认为，造成响声不是因为气泡破裂，而是形成了新的气泡。有科学家通过核磁共振成像，观察掰手指时关节处的变化情况。当手指骨骼开始拉伸时，关节腔中产生了一个黑色的气体空腔。直到手指被拉伸到产生"咔"一声响，空腔仍然存在。这说明，响声可能与形成了这个气体空腔有关。

但无论最终是哪种理论胜出，都不能改变掰手指会"一时爽"的事实。不就掰个手指"爽一爽"吗，怎么和关节炎扯上了关系呢？关节炎可谓亚洲人的常见病。在亚洲，大约每六个人中就有一个人患有关节炎。关节肿痛、发红……关节炎的病症基本相似，但成因却十分繁杂。而所谓掰手指的恶果，大概就是骨性关节炎了。但医学研究认为，骨性关节炎主要是由关节磨损、内骨折等因素导致的。常见的病发部位在大骨骼的衔接关节，例如膝盖。同时也并没有证据可以表明掰手指能造成关节炎。

所以虽然关节炎具体成因仍不是很清晰，但至少以往的研究已经还了掰手指一个清白。起码从小被长辈恐吓掰手指会导致关节炎的言论，是不成立的。实际上掰手指不仅不会患上关节炎，反而有意想不到的好处。关节弹响除了带来充满威力的响声，还会刺激关节周围的毛细血管和末梢神经。这样一来，局部血液循环得到增强，也就有助于消炎和解除痉挛。而且手指掰响之后通常伴随有一阵短暂的舒适感，这其实是关节的灵活性增强了的效果。但掰手指也并不全无弊端。毕竟力气用在自己身上，用重了也许还会出现损伤。

要是因为一时兴奋或愤怒而用力过猛，关节周围的韧带可能因此受到损伤，可就威风耍不成反倒丢了脸。如果不信掰手指用力过猛会损伤韧带的话，不妨学着老爷子掰50年手指。

说不定届时你也能告诉全世界，这个说法是错的。

◎ MIRSKY S. Crack Research: Good news about knuckle cracking: Scientific American[EB/OL]. [2019-01-21]. https://www.scientificamerican.com/article/crack- research/.

◎ UNGER D L. Does knuckle cracking lead to arthritis of the fingers? [J]. Arthritis& Rheumatology, 2010, 41(5):949-950.

◎ 袁锋. 为什么掰手指会响 : 科普中国 [EB/OL]. [2018-04-28]. http://www.kepuchina.cn/wiki/faq/201804/t20180428_624322.shtml.

◎ DEWEBER K, OLSZEWSKI M, ORTOLANOR. Knuckle Cracking and Hand Osteoarthritis[J]. The Journal of the American Board of Family Medicine, 2011, 24(2):169-174.

05 为什么贵为大英王子，
却长出了最受鄙视的"生姜头"？

　　基因是强大的。英国皇室的王子们，几乎都没有逃过秃头的魔掌。每次亮相，这个家族后移的发际线都备受瞩目。但说到皇室的基因遗传，细心的人必然还能发现哈里王子的一头红发。红发，本身就是世界上最罕见的发色。而哈里则是整个英国皇室中，唯一一位拥有红头发的王子。

　　看看其他家族成员，无论是其哥哥威廉王子，还是其父亲查尔斯王子，发色都是金色的。而且哈里的母亲戴安娜王妃，也是一位金发女郎。这不禁让人怀疑起哈里王子的皇室血统。还有的阴谋论家推测，哈里王子是戴安娜王妃与其情人英国陆军上校休伊特的私生子，因为休伊特的发色，正是红色的。

　　不过，幸好在谣言愈演愈烈之时，戴安娜王妃给哈里王子做了亲子鉴定。鉴定结果很明确地表示，哈里就是查尔斯王子的亲生孩子。此外，戴安娜王妃与休伊特的恋情，也是在哈里王子出生之后开始的。

　　那么问题来了，哈里王子的红头发从何而来？要搞清楚这个问题，我们需要了解这一罕见发色是怎么诞生的。

　　人类头发颜色的差异，主要是毛囊内的两种色素的沉着不一导致的。而这两种色素分别为真黑素（Eumelanin，颜色为黑）和褐黑素（Pheomelanin，颜色为棕红）。这两种色素的含量以及比例的不同，都会使发色不同。其中，真黑素决定人类头发的深浅，而褐黑素则使头发呈红色或橙色。通常来说，真黑素越多头发颜色越深，反之就越浅。所以，主要产生真黑素的人，往往有黑色或棕色的深色头发。相反，主要产生褐黑素的人，发色则多为红棕色。虽然这些发色的表型，在遗传学上是复杂的，但目前科学家已经发现，黑素皮质激素受体 –1（MC1R）基因的突变可解释人类红色头发出现的原因。MC1R基因位于人类的第 16 号染色体，黑素细胞可控制 MC1R 基因的合成与表达。

当 MC1R 基因正常表达时，黑素细胞会倾向于合成真黑素。但当 MC1R 基因表达异常时，黑素细胞产生两种色素的比例就会改变，由原本合成真黑素切换为主要合成褐黑素。于是，我们便能看到一头火红的头发。也就说，MC1R 基因突变，导致了真黑素减少、褐黑素增多，从而产生红色头发。因此 MC1R 突变基因，也被称为"红发基因"。在世界上，拥有红色头发的人只占总人口的 1%~2%。除了红头发，他们还伴有一些其他特征，例如皮肤白皙、较多雀斑、较浅瞳色，以及更容易被晒伤等。真黑素是人体的天然防晒神器，能抵御阳光的曝晒。所以，皮肤白皙的红发者不但易晒伤，还更容易患上黑色素瘤。

走出非洲模型认为，现代人类起源于非洲，之后再向北迁移至欧洲和亚洲。那时候，这批移民的 MC1R 基因很可能都是正常的。因此，如今看到的非洲土著都是黑发、黑皮肤的，这更能抵御阳光的侵袭。人类学家猜测，随着人类向北迁移到少有强阳光辐射的地区，自然环境对 MC1R 基因的选择压力也就降低了。这时，MC1R 基因的突变（也就是红发基因）才得以保留下来，并通过遗传漂变在欧洲开枝散叶。所以，红发基因的分布并不均匀。他们主要集中在北欧和西欧，占当地人口的 2%~6%。

而且，红发属于隐性性状。只有当人体内携带有两个变异的 MC1R 基因，头发才是红色的。也就是说，父母双方每人至少含有一条红发基因，其后代才有可能是红色头发的。因此，携带红发基因的人，比实际拥有红发的人要多得多。

现在回到哈里王子红头发的问题上。我们可以看见戴安娜王妃与查尔斯王子，都是非红发的，那么要想哈里王子拥有一头红发，这对夫妇就必须都是红发基因的携带者。这样，他们才有 25% 的机会生下一个红发宝宝。事实上，戴安娜王妃出生的斯宾塞家族，就有红发基因。无论是王妃的姐姐莎拉，还是王妃的弟弟厄尔，都拥有一头红发。

而英国本身也是拥有红发基因者最多的地区。有 4% 的英国人属于红色头发，更有高达 28.5% 的英国人是红发基因的携带者。所以说英国皇室，携带红发基因并不奇怪。事实上，在英国皇室的族谱中就曾有过红发者。而且，随着年龄的增长哈里王子的发际线已逐渐后移。这个特征显现，已经没有多少人去怀疑他的身世了。

不过，即便不是因为惹上绯闻，红头发本身就已经让哈里王子受尽委屈。因为在西方人的发色"鄙视链"里，红发就处于最底层。拥有红头发的人，会被称为"Ginger head"，意为"生姜头"。这并非一个中性词，而是带有贬义。在我们看来挺漂亮的红头发，在西方人眼中，反而成了一种侮辱。很多童话故事、名著小说和影视作品中，红发角色一般都是众人欺负的对象。哈里王子上学时，就有过被嘲笑的经历。他甚至还被前女友残忍地称呼为"大生姜"。在西方人的刻板印象中，红发者一般是野蛮、粗放、性情古怪且脾气暴躁的。虽然对于红头发的女子，西方人会认为她们更具有性吸引力，但大多数时候，这并不代表红发女郎更受欢迎与尊重。受刻板印象的影响，大部分男性都会对这些"情绪不稳定"的红发女子望而却步。有时候，她们甚至还会成为被轻视与骚扰的对象。

相对红发女郎，"生姜头"男孩就更受欺辱了。一项以爱尔兰科克郡为基础的研究就显示，90% 的红发男子都曾是众人欺凌的受害者。西方人对红发的歧视历史，可以追溯到几千年前。当初，人们并非生来鄙视红发，而是鄙视这一发色代表的民族与血统。

一个说法认为，这种行为源于对大不列颠岛的一批原住民凯尔特人的鄙视。凯尔特人最明显的体貌特征，正是红发。不过，凯尔特人并不等于英国人。因为英国历史是从罗马帝国开始的。那时，罗马将军恺撒以征服者的姿态，挺进了大不列颠岛。罗马人的头发，是黑色的。所以作为最初统治者的象征，在许多西方人眼里黑色头发往往代表着最尊贵的血统。在这之后，罗马帝国日渐衰落。此后，在德国境内的日耳曼人三大部落（分别为撒克逊人、盎格鲁人和朱特人），就渡海迁移到了大不列颠岛上。这在历史上称为"日耳曼人大迁移"，也奠定了今后大不列颠岛的人口组成。而日耳曼人的头发颜色，是金色的。

当时，红头发的凯尔特人不是被杀就是成了奴隶。另一部分幸存者，则向西北迁移成了苏格兰人、威尔士人、爱尔兰人的祖先。所以作为征服者，金色的头发自然是更尊贵的。而顶着一头红发的凯尔特人，也因被征服者的身份而处于发色"鄙视链"的底端。其实看《哈利·波特》里设定的发色鄙视链，就一目了然了。由于哈利拥有与恺撒大帝一样的黑色头发，所以哈利主角光环全开，成为了智慧与勇气的象征。而金发的公子哥马尔福，则常嘲笑出生自红发韦斯莱家族的罗恩。这甚至还带有讽刺罗恩父母精力旺盛的意味。因为红发者常被认为精力旺盛，所以小说的情节设定中罗恩就拥有着众多兄弟姐妹。而在小说中，罗恩的性格也符合西方人对红发的刻板印象，情绪容易激动等。

到了中世纪，红发者更是受尽了迫害。那时候，红头发不但是一种性欲旺盛和道德堕落的标志，还常常被人与魔鬼或巫术等联系在一起。在女巫狩猎期间，女巫审判手册《女巫之锤》（*Malleus Maleficarum*）中，就记载着红发、绿眼睛是女巫、狼人或吸血鬼的特征。这些红发女郎常被扒光衣服，检查其身上是否还存在其他的女巫标志。所以，在那段时间欧洲红发者的生命是非常短暂的。

在西班牙情况就更糟糕了。当时的异端裁判所，会将所有红发者都认作是犹太人或巫师。如果在街头遇上一位红发女郎，路人可以肆意对她吐口水。

直到现代，对红发者的刻板印象依然难以消除，所以才有这么多尴尬的事情出现。不过时代在进步，人权运动已经在行动。无论如何，一个人与生俱来的外貌不应该成为受鄙视或欺辱的理由。

◎ Red hair. Wikipedia. [DB/OL].[2020-06-28]. https://en.wikipedia. org/wiki/Red_hair.

◎ REES J L.Genetics of hair and skin color[J].Annu Rev Genet,2003,37:67-90.

◎ STURM R A. Skin colour and skin cancer - MC1R, the genetic link[J]. Melanoma Res, 2002,12(5):405-416.

在母亲体内迷路数十年，
有些胎儿打算永远长住下去

1582 年 5 月 16 日，法国桑斯镇的科隆莫·查蒂夫人去世，享年 68 岁。即便查蒂夫人已去世，大众对她的身体依然充满了好奇。因为坊间传闻，她的肚子里还住着 28 年前怀上的孩子。这听起来，就像一个极其不靠谱的恐怖谣传。然而，事情并不简单。因为，28 年前的那次"假分娩"实在过于离奇。

她怀胎 10 月，却始终生不下孩子。腹中胎儿，也在她身体中待了整整 28 年，因此也被称为"桑斯怪胎"。1554 年，查蒂夫人就被检查出了怀孕。这是她的第一次怀孕，本来是件值得高兴的事情。在怀孕期间，她身体的一切症状都很正常，和普通孕妇没有什么差别，如月经停止、乳房肿胀、肚子慢慢变大，等等。她甚至能清晰感受到胎儿在她体内调皮捣蛋。但就在分娩时，奇怪的事情就出现了。除了大量混着血液的羊水之外，她竟什么也没有生出来。相反，查蒂夫人的宫缩、阵痛感很快就消失了。

在这之后，她就像真的分娩完毕一样，不再出现妊娠反应。明明孩子还没出生，她的胸部开始变小，月经恢复来潮，胎动也消失了。之后的三年里，她也因腹痛不得不卧床休养，无法参加劳作。而鼓起来的肚子，也让查蒂夫人怀疑自己腹中长了一个巨大的肿瘤。直到生命的尽头，她时常觉得身体不太舒服，伴有腹痛与食欲不振，但因病情时好时坏，她也一直没有找医生检查，稀里糊涂地就过完了一生。

然而人们的议论并未随着查蒂夫人的逝世消失。她的邻居们，都怀疑那孩子还未出生。在查蒂夫人去世时，她的丈夫找来了两名外科医生对妻子进行解剖。丈夫对流言蜚语感到无奈，想要一个真相。而且他也隐隐觉得，自己的亲生骨肉很可能还活在妻子的体内。

结果不查不知道，一查吓一跳。外科医生还真在她的腹部找到了一块不规则、巨大的硬块。医生起初也都猜测这是某种类型的肿瘤。但当破开鳞状外壳后，眼前的情形差点儿把他们都吓坏了。

这里面竟是一个蜷缩着的女胎，连头发纹理、牙齿，以及未闭合的囟门都清晰可见。她的头部略微朝左倾斜，并由左臂支撑。其右臂则向肚脐位置延伸，半截手臂没入腹中。很难想象这个孩子已经在查蒂夫人体内待了整整28 年。直到母亲去世后，她才得以这种形式来到人间。只不过，胎儿早已没有了生命体征。

在这之后，其中一名参与解剖的外科医生保留这了具胎儿尸体。他将此写成医学报道，并将其多次展览，最后卖给了商人。在那个剖宫产与超声波还未出现的时代，这个长期怀孕的故事就不断被提起。

所以，"桑斯怪胎"也因此出了名。

许多人都会慕名而来，就为了看"桑斯怪胎"一眼。按理来说，"桑斯怪胎"被取出时已经有 27 岁了。于是当时还传出一个更离奇的谣言，说"桑斯怪胎"很可能已经怀孕，也叫 fetus in fetus（胚胎中的胚胎）。但可惜的是，经过多次展览，到 1826 年她就从丹麦自然历史博物馆失踪了。从此，再也没有人见过"桑斯怪胎"的踪迹。

当然，用现代医学的眼光看，胚胎再次怀孕是不可能发生的。但胎儿能在母亲体内滞留数十年，却有可能发生。而这也正是传说中的"石胎"（Lithopedion）。在临床上，这是极其罕见的情况，可以用奇迹来形容。

妇女怀孕，正常情况下受精卵会被纤毛运动输送至子宫，开始着床与发育。而石胎的出现，则源于孕囊在母亲体内的迷路。受精卵会受种种因素干扰，不能被顺利"运送"至子宫内，开始"流浪"。若它们在子宫腔外的其他组织上着床发育，便成了异位妊娠。这也就是我们常说的宫外孕，包括输卵管妊娠、卵巢妊娠、子宫颈妊娠与腹腔妊娠等。输卵管妊娠概率为95%~96%，卵巢妊娠3%、子宫颈妊娠低于1%、腹腔妊娠1%。但异位妊娠，并不代表石胎必然会发生。其中，只有腹腔妊娠有可能发展成为石胎。不过，腹腔妊娠的发生率很低，只占异位妊娠的1%。大约15000次妊娠中，才只有一次属于腹腔妊娠。

而腹腔妊娠最终发展成石胎的概率，则只占其中的1.3%~2%。从有医学文献记录开始往前追溯400年，记录的石胎案例也只有300多例。受精卵在腹腔安营扎寨后，就开始想尽办法"偷取"营养维持生长发育了。腹腔妊娠发生时，受精卵就会黏附于腹腔脏器表面。腹腔内，可供胚胎发育的空间及营养，远优于其他位置。这些脏器部位的血管与胎盘绒毛血管吻合，胎儿便能从增生的血管窃取养分，以满足生长需求。

在历史上，还曾有妇女顺利将腹腔妊娠的胎儿诞下，母子平安。这算是人类医学史上的奇迹。完全不依靠子宫，人类也能孕育后代。尽管腹腔妊娠成功诞下胎儿的概率极低，只占腹腔妊娠的1%。但这也成了医学界幻想的、男性怀孕的一种可能性。

当然，奇迹可不会发生在绝大多数人的身上。腹腔始终不是孕囊正确的着床位置。腹腔妊娠的大多数胎儿，相当于走进了死胡同。有75%~90%的胎儿会死亡，只有极数少能够发育至足月，能顺利分娩就更少了。像查蒂夫人的胎儿发育到了足月，就已经极其罕见了。当胎儿死去后，其身体就会被母体慢慢液化、吸收。可有时候，胎儿已经发育得太大了（一般到14周以后），死胎就很难被母体重新吸收了，同时，难以吸收的死胎还会严重影响母体健康，如果并发感染，可能会形成脓肿。一旦脓肿破溃，则会引发更加严重的腹腔感染。

人类的身体，总是在试图保护自己。于是，母体对付死胎也有一套策略，那就是钙化。机体会分泌钙质，将死胎与其粘连的脏器部分包裹起来。这便形成了一个钙化壳，分解的胎儿组织便不会对女性身体造成更大的影响。而时间久了，整个胎体便可能完全钙化，变成真正的石胎。

在摩洛哥有个传说，那些未能出生的孩子，会在肚子中施法保护母亲。这样看来，钙化的石胎确实有保护母亲的作用，算是不幸中的万幸。查蒂夫人，便是历史上有医学文献记载的第一个石胎孕妇。但这绝对不是人类历史上的第一个石胎案例。1993年，考古学家就出土了一具3000多年前的石胎。

此外，如果石胎形成后不压迫到周围组织，母亲一般不会感到太大的异常。在这种相互隔离的情况下，石胎甚至能与母体和平相处一辈子。母亲月经会恢复正常，也能继续怀孕。有些母亲体内还有石胎滞留，之后竟还陆续养育了几个孩子。所以，很多妇女也就这样错过了检查机会。

在历史上，已知石胎年龄最长的案例为我国的黄义军老奶奶。1948年，她就因腹腔妊娠形成了石胎。但因为当时条件所限，石胎在她肚子里竟滞留了65年。因腹腔妊娠的迷惑性很大，如果不想发生以上悲剧，产检就显得非常必要了，可在石胎形成之前，就将其手术移除。

幸运的是，现下的医疗条件与水平已与过去不同，有了极大的进步。无论是石胎，还是异位妊娠，都可以被尽早发现。我们能看到石胎的机会，也只会越来越少。就让这些迷路的孩子，成为过去式吧。

参考资料

◎ Lithopedion: Wikipedia[DB/OL]. [2020-07-02]. https://en.wikipedia.org/wiki/Lithopedion.

◎ BONDESON J.The earliest known case of a lithopaedion[J].J R Soc Med,1996,89(1):13-18.

◎ MISHRA J M, BEHERA T K,PANDA B K,etal. Twin lithopaedions: a rare entity[J]. Singapore medical journal,2007,48(9):866-868.

非男即女？人类的基因世界哪有这么简单

出生的那一刻，有两个问题是所有人都会关心的：一是产妇是否平安，二是孩子的性别。这时，只需要拉开小宝宝双腿一看便知究竟。之后，这个通过肉眼观察外生殖器判定的性别，便会被写进身份证，伴你一生。但某些情况，却让医生和助产士都感到为难。这时，已不是看其"带把儿或不带把儿"，就能找到答案了。

明明有睾丸，生殖器却不成形，尿道下裂如女性阴户；天生有子宫，但阴蒂却粗大如阴茎，阴唇变长而状似阴囊……类似的新闻虽然稀奇，但却并不少见。不过，也别以为自己出生时性征明显，就能高枕无忧了。有些人甚至到死的那一刻，都没搞清自己到底是男是女。例如，有的人以女儿身过了20年，月经初潮却迟迟未至，结果去医院一检查，竟是男儿身。已儿孙满堂的老汉，到晚年才发现自己体内竟然也有可孕育后代的子宫。根据现有的定义，确定人类性别的必要条件是性染色体。

我们都知道，正常人类拥有23对，也就是共46条染色体。其中有一对为性染色体，与人类性别发育相关，通常用"X"和"Y"来表示。拥有XX型性染色体使人表现出女性特征，而拥有XY型性染色体则表现出男性特征。但性别，可能比人们最初想象的要复杂得多。长久以来，医生早就发现不少案例是介于这两者之间的。

在医学上，这也被称为"性别分化异常"（Disorders of Sex Development，DSD），指染色体（XX/XY）、性腺（卵巢/睾丸）、外生殖器的表现不一致。他们的染色体核型是一回事，但是性腺和外生殖器又是另一回事。在过去，这些人都被称为"双性人"。现有医学表明，性别分化异常大约占新生儿的1%。也就是说，每一百位新生儿出生，就有一位需要面临性别不明的难题，这种情况并不罕见。

受精卵形成的那一刻，性染色体就已确定。但即便如此，每个人在胚胎时期都需要经历一段"不男不女"的时期。截至妊娠6周，胚胎都是没有性别的，属双性共体。无论性染色体是XX，还是XY，人类胎儿都有一对生殖嵴和两副导管，具有形成睾丸或卵巢的双向潜能。直到第7周，胎儿才开始进行性分化。如果胎儿为XY染色体，那Y染色体上一个叫作SRY的基因（Y染色体性别决定区）就会开始发挥作用。这个基因也就是俗称的"男子汉基因"，可诱导睾丸的形成，并抑制卵巢的形成。若胎儿为XX染色体，没有SRY基因，到妊娠第10周至第11周，卵巢就会开始发育形成。睾丸和卵巢这两种性腺，就会开始产生不同的性激素。对于女性，卵巢分泌的雌激素将促使米勒管（Mullerian ducts）分化为输卵管和子宫。而对于男性，睾丸分泌的雄激素则会使得另一套管道中肾管(Wolffian ducts)发育，形成附睾、精囊，及输精管。

在这之后，不同的性激素还决定着外生殖器的发育，以及影响未来第二性征的出现。这个过程是至关重要的，任何变化都很容易对个体性别产生影响。其中出现任何纰漏，都有可能造成性别分化异常。而妊娠的前7周，也会有盼子心切的人服用了不法分子叫卖的"转胎药""生子方"。这些偏方中往往含有大剂量的雄激素，试图逆转婴儿的外生殖器表现型。但实际上孩子的基因型并没有变化，很可能导致孕妇诞出一个性别分化异常的"双性人"。总的来说，性染色体及其相关基因决定性腺的形成；性腺分泌的激素又决定性器官和第二性征的形成。

只有性染色体、性腺、内分泌，以及生殖器等种种因素齐头并进，才能在生理意义上精确地定义男或女。任何一处脱节，后果都是严重的，而出现的性别分化异常类型也不同。光是性染色体层面上出现异常，就已有很多种类型。除了正常的 XX 和 XY，性染色体还可以是 XYY、XXY、XXX、X 或 XXYY 等各种核型。其中，女性少了条 X 染色体，称为特纳综合征（Turner syndrome），核型为（45,XO）。

目前有研究表明，X 染色体的短臂和长臂上，均有控制性腺发育和身高的相关基因。故 X 染色体缺失或异常，将会引起单倍剂量不足，导致性腺不发育。此类患者身材矮小，身高一般不超过 150 厘米。此外，因性腺发育不全，患者第二性征亦发育不良，外生殖器为女性幼稚型，闭经、不孕。

而克兰费尔特综合征（Klinefelter syndrome），则是指男性多了一条（或多条）X 染色体，一般核型为（47，XXY），少数为（48，XXXY）或（49，XXXXY）。在医学上，这也称为"先天性睾丸发育不全"。其临床表现为第二性征发育异常、男性女乳症、性功能低下或不育等。曾经，波兰著名的短跑选手克洛布科斯卡，被发现是罕见的克兰费尔特综合征。因为竞技运动尤其是体能类运动项目，男性占有明显优势。所以克洛布科斯卡被禁止参加女子比赛，并取消了他之前创下的三项世界纪录。

通俗点说，男性多了一条 X 染色体往往会让男性不太男人，女性少了一条 X 则让女性不太女人。相反的，男性多了一条 Y 染色体表现为"超雄综合征"，核型为（47，XYY）；女性多了一条（或几条）X 染色体，则为"超雌综合征"，核型为（47，XXX）。超雄综合征的表现型在临床中多以身材高大为特征，身高常超过 180 厘米，智力水平正常或略低。部分患者还会脾气暴躁，易怒易激动，自制力差，易产生攻击性行为。虽偶有隐睾、睾丸发育不全等，但大多数男性患者还是可以生育的。而超雌综合征的患者，则大多数比其他染色体异常者要幸运。大多数具有三条 X 染色体的女性无论外形、性功能和生育能力都是正常的。只有少数患者伴有月经减少、继发闭经或过早绝经等现象。所以绝大多数的超雌综合征患者并没有被确诊，因为她们看上去并没有什么异常。

当然，相比于常染色体数量异常，性染色体数量异常的患者确实也要幸运一些。我们最常见的常染色体数量异常，也就是为 21- 三体综合征（唐氏综合征）。因为许多在数量上出现差错的常染色体变异的人，大多早已胎死腹中。这也是我们少见其他三体综合征或单体综合征出现的原因。

除了普通的性染色体异常，医学上还存在着一种嵌合型的性染色体异常。这让性别分化异常患者的临床表现，变得更加复杂和混乱了。虽然每个人都由单个受精卵发育而来，但最后却发展成为由不同基因型细胞构成的混合体，即一个个体内同时具有两种或两种以上性染色体核型。例如，（45，XO) 和 (46,XX),或（46，XX) 和（46，XY) 和 (47,XXY) 的复合核型，核型的比例也千差万别。

所以说，有的个体其核型可以是 40%（45，XO) 外加 60%（46，XX），也可以是 20%(46,XX) 加 80%（46，XY）。因核型比例大小不一，对人的影响也可大可小。在胚胎发育早期，性染色体在细胞分裂中分配不均衡，就会出现这种情况。这让诊断，更是难上加难。从性染色体上区分男女，就已经让人头疼。而在激素层面上，性别分化异常的例子也不少。其中，最常见的一种则为"先天性肾上腺皮质增生症"（congenital adrenal hyperplasia，CAH）。该病通常是由于严重缺失一种叫 21 羟化酶的生物酶所致。在胎儿期间，肾上腺会反常地增生，并刺激产生大量的男性激素。于是，原本拥有 XX 染色体的个体，其生殖管道和外生殖器会发育为男性或不全男性型。但实际上，她们却是女人，很有可能还保留着生育能力。

与之相反的，个体本身具有 XY 染色体，有睾丸和正常水平的睾酮。但由于机体组织对睾丸激素不敏感，他们出生时将会有女性的外观。这也叫作"雄激素不敏感综合征"（androgen insensitivity syndrome,AIS）。而完全雄激素不敏感综合征（CAIS）患者，其外貌和正常女性是一样的。所以他们自幼就被当作女孩抚养。很多人都是在青春期发现月经不来潮，才到医院检查发现自己没有子宫，是男儿身。

在中美洲多米尼加共和国的三个村落，不少幼时有女性外生殖器的小孩，进入青春期后却发育出了阴茎和睾丸。这在当地也被称为"12岁阴茎现象"，属于5α-还原酶缺乏综合征，多发于近亲婚配的人群。胎儿带XY性染色体，但因缺乏5α-还原酶无法合成一种叫5α-双氢睾酮（DHT）的激素。因而，这些病人出生时外观为女性，通常在青春期开始雄性化。在这些村落里，大家都对此习以为常，并将这些孩子视为"第三性别"或"隐性人"。如果到青春期，"女孩"转为男孩，那当地人甚至还会为此而庆祝。毕竟这也意味着，他们以后在社会中得撑起男人的责任了。但在世界范围内，对性别分化异常患者的态度可不都像多米尼加共和国那般友好。这种"模棱两可"的性别，很难得到性别二元化社会的认可。

从20世纪50年代末起，欧美国家便开始常态性地施行矫治双性人的医疗手术。当时一贯认为，只要在18个月内进行"性别指派"，幼儿的性别就是可塑的。然而相当部分双性幼儿，却常常出现对指派给自己的性别的怀疑，有的甚至要求重新更换性别。据美国双性人组织的发言人透露，约有60%的双性人试图自杀，约20%的人已经自杀。

不过，一切都在慢慢变好。随着对性别的深入认识，治疗也变得更加周全谨慎。医生会综合考虑外生殖器、生殖道、性腺的优势、性染色体的核型，以及患儿的自我认同、家长的意愿和社会融入，等等。患者也有权力选择自己的性别，也可以选择继续维持"第三性"。

◎ AINSWORTH C. Sex redefined: Nature[EB/OL]. [2015-02-18]. https://www.nature.com/ news/sex-redefined-1.16943.

◎ Disorders of sex development: Wikipedia[DB/OL]. [2020-07-15]. https://en.wikipedia.org/ wiki/Disorders_of_sex_development.

◎ 伍学焱，张化冰. 嵌合型染色体致性别分化异常 [J]. 中国实用内科杂志,2004.24(11):653-655.

◎ 林红. 人类学视野下的性别思考：以间性人的境况为例 [J]. 厦门大学学报(哲学社会科学版),2012,(03):63-68.

**孕妇终极悖论：止不住的孕吐，
吐掉的却是给胎儿的营养**

　　人为什么会呕吐？呕吐其实是人类在进化中获得的一种防御机制。呕吐本身不是病，而是有病的症状，甚至能减轻病情。呕吐最常见的原因是食物中毒，其能将有毒物质吐出，减少毒素被人体吸收的量，从而降低对人体的伤害。而将胃里东西吐出后，人体甚至还会感到前所未有的轻松。由于具有镇痛作用的内啡肽（类似吗啡的物质）释放，你甚至会产生一丝快感。但怪异的是，呕吐有时甚至不是疾病的症状，而属于一种正常生理反应。这，也就是我们常说的孕吐。

　　有 70%~80% 的孕妇，在怀孕早期会出现孕吐症状。它一般出现于妊娠的第五周或第六周，之后又会在妊娠满三个月之后悄然消失。怀孕期呕吐如此高频，也难怪人人都把恶心、呕吐等当作怀孕的指示。而相对其他呕吐，孕吐是特殊的。到现在，人们都没能弄懂这一普遍存在的现象。因为仔细一想，你就能发现，孕吐的存在是自相矛盾的。孕妇不是食物中毒，但也终日恶心、厌食、呕吐，浑身不舒服。要知道，孕妇肚子里的胎儿正需要大量营养物质来供养。

　　无论厌食，还是呕吐，对胎儿来说都是一个巨大的威胁。明明是最需要营养的时候，孕妇偏偏把好不容易吞下的食物吐了出来。这完全说不通。其中1%的孕妇，更是会出现严重的呕吐，进而会导致电解质失衡、无法进食等情况发生。这也叫作妊娠剧吐或急性孕吐，需要到医院接受治疗。所以，照演化的历程来看，孕吐吐掉了给胎儿的营养正是人类怀孕最大的悖论之一。

这种匪夷所思、浪费资源的情况，怎么就没被自然淘汰呢？

这时，就需要问问腹中胎儿的意见了。日常的食物，对我们成熟的个体来说，确实可以看作无毒无害。但对尚未发育完全的胎儿来说，就不一样了。所以健康食品未必健康，微量的毒素也能给脆弱的胎儿带来伤害，甚至能致畸、致命。

例如，因不能主动避开灾祸，许多植物都会合成一些有毒的化合物，以避免被动物吃掉。这些有毒物质，也被称为"次生代谢物"（secondary metabolite）。现在的蔬菜瓜果，即便已经过层层培育，变得更可口安全，但这其中的毒性仍无法完全彻底除去。只是微量毒素对我们成人来说是耐受的罢了，更何况人类有时还特别钟爱某类次级代谢物，如咖啡因。

除了植物，肉类可能含有寄生虫和细菌等，对胎儿同样是种威胁。确实，彻底煮熟可以让肉类变得安全。然而，在人类学会用火烹饪之前，我们的祖先都是茹毛饮血的。

试想一下，让孕妇吃生肉的场景。即便是已经出生的小孩，也是极度挑食的。他们对苦味更敏感，所以出于本能他们会对带有苦味的蔬菜十分抗拒。其背后的原因，仍是他们的身体不比成人，更容易受到毒素的侵害。还未出生的胎儿，就更难以抵抗母体每天大量进食的"化学物质的"攻击了。这是最经典的对孕吐原因的解释——"胚胎保护假说"。"胚胎保护假说"认为孕吐，其实可以保护胚胎免受食物中病原体与毒素的侵袭，让孕妇在无意识中避开某些食物。

如果没有孕吐，为供养"两人所需"，孕妇可能会吃下更多的食物。这里面，很可能就存在着对胎儿不利的食物。于是，让孕妇恶心、呕吐、厌食等便成了保护胚胎的最好办法。这一假说，当然是有相关证据的。首先，在世界范围内，孕吐发生的频率变化很大。科学家在27个传统社群中，注意到有 7 个社群中的孕妇从不发生孕吐或极少发生，这可能是因为他们的膳食以素食为主。如果再将植物进行细化，则会发现极少孕吐发生的社群以玉米为主食。加工过的玉米很少含有次级代谢物，而干燥的玉米对病原微生物的抵抗力也很强。因而，以玉米为主食的妇女，较难遇上激发孕吐的食物。这与"胚胎保护假说"的推论是一致的。

而最重要的证据则是，妊娠反应最严重的时期，对应的正是胚胎最脆弱的时间节点。研究人员发现，最容易受到外界影响的时期，是在细胞分化成各大器官时。而这段时间，大约是从孕第 5 周开始，孕 6~12 周达高峰，约在孕 18 周时彻底结束。如大脑形成发生在受精后的 15~27 天；心脏形成发生在受精后的 20~29 天，生殖系统则是在受精后 28~62 天形成，孕妇想要自己生出的孩子四肢健全、大脑正常、不出现畸形，那么就需要特别注意孕期的前 3~4 个月，尽量避免外来因素对自身的侵害。

而与孕吐脱不了干系的，正是孕妇体内的激素水平。女性一旦怀孕，体内的激素水平就会显著提高。例如，人绒毛膜促性腺激素（HCG）的水平会大大升高。这种激素最初产生于受精卵形成后的第 7 天。而市面上售卖的早早孕试纸，便是通过检测 HCG 水平以确定是否怀孕的。大量研究已经表明，HCG 水平与妊娠期孕吐的程度相关。尽管具体作用机制并不明确，但 HCG 含量越高，孕妇出现呕吐或恶心的症状也就越严重。随着 HCG 水平在怀孕的前 3 个月的急剧上升，孕妇的妊娠反应也会变得明显。当 HCG 水平在孕中期稳定下来时，症状也会随之减轻、消失。HCG 水平，很可能就是胎儿操控母亲的一个手段。而孕吐，确实也给腹中胎儿带来了好处。已有研究显示，与其他孕妇相比，那些孕吐更厉害的女性，自然流产率、死胎率、死产率会更低。有孕吐的准妈咪孕早期流产的概率，比没有孕吐的竟下降了近 50%。除此之外，婴儿出生时患有先天性心脏缺陷的风险也更低。

当然，那些没有出现孕吐反应的孕妇也不必为此过分担心。妊娠症状不明显的孕妇，在注意饮食的情况下，照样可以生出健康的孩子。不过，如果有孕吐的症状，但是孕吐很快又消失了，这就需要警惕了。因为胚胎停止发育后血 HCG 水平会迅速下降，孕吐就会缓解或消失。这时，最好去医院做个超声，评估胚胎发育情况。而"胚胎保护假说"的背后，还藏着一个更有意思的理论。从自然选择的角度来说，只要基因不完全相同，就一定存在基因层面的利益冲突。尽管母亲与婴儿确实有着共同的利益，毕竟婴儿身上 50% 的基因来自母亲，但母亲和胎儿的利益并不完全重合，因为婴儿还有 50% 的基因来自父亲。母亲未必那么无私，胎儿也未必那么被动，一场无声的争夺战正在子宫内发生着。这也叫"母婴冲突理论"（Parent - offspring conflict），是由生物学家罗伯特·特里弗斯和大卫·黑格提出的。而这种冲突是发生在生理层面上的，是无意识的。从现有证据来看，孕吐可能更偏向于孕妇与胎儿的共同利益。若孕吐是母亲和婴儿冲突的后果，那么我们就可以预测到怀孕后期会产生更严重的孕吐现象。毕竟那时候，胚胎更可能从食物中摄入更多的毒素。

胎儿给母亲带来的麻烦事，可不只有孕吐那么简单。自然选择，会倾向那些能成功养育更多后代的父母。为了达到这一目标，他们不能将所有资源都放在一个孩子身上。从孩子的角度来看，他所得到的护理和喂养越好，其健康成长的机会就越大。为了让自己更强壮，胎儿甚至不惜让母体血压、血糖飙升。于是，便有了常见的妊娠糖尿病和妊娠高血压。所谓妊娠糖尿病，就是怀孕前糖代谢正常，但怀孕后却突然出现了糖尿病。在孕中晚期，女性体内产生的一些激素变化，会降低胰岛调节血糖的能力。这样，胎儿就能获得更多的血糖供应，将自己需要的营养储存起来。相对于那些体重不足的婴儿，体重越大的婴儿生存率也就越高。

虽然妊娠糖尿病孕妇糖代谢多数于产后能够恢复，但将来患 2 型糖尿病机会增加。所以在妊娠期，孕妇需要密切关注糖代谢水平，多注意饮食运动。而妊娠高血压（即先兆子痫），则是胎儿抢夺母亲资源的另一个例子。6% 的孕妇，在怀孕后期会遭遇妊娠高血压。严重情况下，母亲甚至会因肾衰竭、肝衰竭等走向死亡。而胎儿让母亲的血压升高，则是为了让更多的血液进入血压较低的胎盘。胎儿会制造一种蛋白质 sFlt1，并将这种蛋白质释放到母亲的血液里。这种蛋白质会让母亲血管收缩，血压升高。这样，源源不断的血液便流向了胎盘，让胎儿获得更充足的营养，有助于胎儿长得更加强壮。

怀胎十月，让我们顺利降生，母亲的付出是巨大的。无论是孕吐、妊娠糖尿病，还是妊娠高血压，都让她们吃尽了苦头。虽然在她肚子里，你的"榨取"是无意识的，而现在你知道了这些，那就去好好爱她吧。

 参考资料

◎ FLAXMAN S M, SHERMAN P W.Morning sickness: a mechanism for protecting mother and embryo[J].Quart. Rev. Biol,2000(7512):113-148.

◎ SHERMAN P W, FLAXMAN S M.Nausea and vomiting of pregnancy in an evolutionary perspective[J].Am J Obstet Gynecol,2002,186(5): 190-197.

◎ HAIG D. Genetic conflicts in human pregnancy[J]. Quart. Rev. Biol, 1993,68(4).

在历史上，有什么教科书级别的谣言？

几乎每一个有舌头的人，都看过那张神奇的味觉地图。简单来说，就是舌头的不同部位，负责品尝出各种不同的味道。其中舌根尝苦、两侧后半部尝酸、两侧前半部尝咸、舌尖尝甜。

某些情况下，有些知识还是老师教给大家的，完全是"教科书级别"的常识。

难道大家都不想知道是"为什么"吗？事实上，这又是一个世纪谣言，因为味觉地图并不存在。应该有不少小伙伴，小时候因看了这破地图被坑得晕头转向。例如吃药时为了避开苦味，特意把药放在专门尝甜味的舌尖上。结果，苦到从此开始怀疑人生。

这个谜，始于1901年。那一年，德国科学家汉 D.P. 汉尼格做了一个实验，并发表了一份研究报告。他分别在舌头的各个部位滴下酸、甜、苦、咸的味道，以检测对应的味道尝出阈值。例如想要感知"咸味"，某个区域需要 $0.01mol/ml$ 的浓度就能到达触发阈值，而另外的区域则需要 $0.012mol/ml$。最后他认为，人类舌头的某些区域对特定味觉会更加灵敏。

汉尼格给出的图表，只是每种味道从一个点到另一个点的相对灵敏度，并没有与其他味觉做对比。更值得注意的是，作者也认为这种敏感度差异是微小的，而且没有提出过任何味觉分区的概念。而且，当年味觉科学才刚刚起步，这并非一个明确的科学结论。当时，这个研究甚至还没有将鲜味纳入讨论范围。因为鲜味（umami），是在 20 世纪初才由日本科学家池田菊苗发现的第五种味道。这正是谷氨酸钠，也就是味精的味道。

时隔 40 多年，到 1942 年，哈佛的心理学家埃德温·波林将汉尼格的报告翻译为英文，并重新绘制了图表。而谬误，就是在这时候发生的。他在解读原文数据时，把图标的相对敏感度，当成了绝对敏感度。于是，便有了这么一张味觉地图。舌头各个部位对应的各种味觉的灵敏度，不知被夸大了多少倍。当时，他还将这些内容写进了自己的著作《实验心理学历史中的感觉与知觉》（*Sensation and Perception in the History of Experimental Psychology*）中。这之后，所谓的味觉地图就传播开了。

不得不说，这种看上去就一目了然的图像就是有利于传播。教师们欣然接受了这幅图，并把它带上课堂，给学生讲解人类的味觉。在美国的小学课堂上，甚至还专门设置了用于强调味觉地图的课堂小实验。这甚至是他们的"必修课"。当然，被这张图弄糊涂的人也不少，明明舌头各处能尝到的味道并没有多大区别，但有时提出这些疑问，教师也并不能回答你为什么，只能打哈哈地蒙混过关。

直到 1973 年，匹兹堡大学的弗吉尼娅·科林斯才重复了汉尼格的实验。从那时起，才开始有人反驳这张味觉地图。她检查了过往的研究，并召集了一批新的志愿者，以验证他们不同舌区对各种呈味分子的尝出阈。这 15 名志愿者口内的不同舌头区域，分别会被滴上不同浓度的氯化钠（咸味）、蔗糖（甜味）、柠檬酸（酸味）、尿素和奎宁（均为苦味）。实验到最后，她确实发现了每个舌区对各种味道的尝出阈有所差别。但各区的阈值差别是非常微小的，几乎没有任何实际意义。

放在日常生活中，这甚至还没有个体与个体之间味觉敏感度差异那么大。例如最典型的，我们每个人对苦味的敏感程度是不同的。同样的苦味物质苯硫脲（PTC），就有约 28% 的人尝不出苦味，65% 的人能尝得出。后来科学家也发现，这是由一个叫 TAS2R38 的基因 ① 决定的，在人类的 7 号染色体上。

等到有人出来辟谣时，这个谣传已经有 30 多年历史了。中间这 30 多年，已经让这幅图流行全球，成了常识。科学的发展是有局限性的，味觉形成的具体机制在 20 世纪 50 年代一直都是谜。所以这个谬误不但没能被及时纠正，反而是以冷知识的形式传播，为大众津津乐道。

事实上只需简单地拿自己的舌头做个小实验，就能知道这个地图有多么不靠谱。因为无论你的舌尖还是舌根，都能尝到各种味道。然而，在味觉地图上人们却表现出了一种集体的盲目性。虽然科学性已遭到质疑，但在当下的烹饪行业这种味觉地图仍然风靡。

当年，商人纷纷引入这幅图作为科学的美食指导，特别是在品尝咖啡和红酒的时候。例如卷起舌头的两边，这样就能过滤掉葡萄酒中的酸味。而更加专业的葡萄酒品鉴，还使用特制的酒杯。奥地利的玻璃器具设计师，克劳斯·里德尔就利用味觉地图，打造了一系列的红酒杯。这种酒杯拥有独特的曲线，目的就是让你喝的每一口红酒都能落在舌头上最正确的位置。而这些披上科学外衣的红酒杯，也给红酒行业带来了巨大的影响。

尽管味觉地图的科学性如今已经大打折扣，但这种优雅别致的红酒杯依然流行。有时候这种红酒杯还能反哺一下味觉地图，帮助这个地图进一步传播。那么真实的"味觉地图"，应该是怎样的呢？

哺乳动物舌背面和侧面分布有 4 种乳状突起。它们分别为轮廓乳头、叶状乳头、菌状乳头和丝状乳头。除丝状乳头外，其他三类舌乳头因含有味蕾又被称作"味乳头"。这些长得像洋葱似的味蕾，正是我们能尝到味道的关键结构。

味觉是通过味觉受体细胞（taste-receptor cell）产生的。这些细胞能识别不同的呈味分子，并编码成神经电信号，最后通过特殊的感受神经传送到大

---

① TAS2R38 的基因有两种类型：显性 G 和隐性 C。其中 G 基因可编码人类舌头味蕾上的苯硫脲受体，而 C 基因编码的受体则无法尝出这种苦味物质。GG 基因型的人可称得上这种苦味的"超级味觉者"，而 CC 基因型的则被称为"苦盲"。

脑形成味觉感受。于是我们便能感受、分辨出各种味道。

而味觉受体细胞集中在味蕾中，每个味蕾中含有 50 ~ 150 个受体细胞。人类舌头上的味蕾数量非常庞大，有 8000 ~ 10000 个。可以确定的是，舌头与舌头边缘的味觉是特别敏感的，因为这些区域包含的味蕾较多。味蕾的分布范围也很广，几乎遍布了整个舌头，甚至连上颌和咽喉局部都有它的踪迹。

在咀嚼和吞咽的过程中，食物就会随着唾液扩散到舌乳头上。一旦舌乳头上的味蕾接触到这些食物分子，味蕾上的味觉受体细胞就开始协调工作了。目前已知共有三种味觉细胞[①]，它们可以感知我们常说的五种基本味觉：酸、甜、苦、咸、鲜。除了酸甜苦咸鲜这五味以外，可能还存在着第六种味觉，如脂肪味、金属味等。

如果非要说有味觉地图，那么这种味觉地图或许能在不同物种间被找到。对于所有生物来说，生存永远是第一位的。味觉是在哺乳类动物漫长的进化过程中形成的，每一种味道都有着其独特的意义。甜味代表着食物富含糖分，鲜味代表食物富含蛋白质，而适量摄入咸味则能保持人体的电解质平衡。至于酸味和苦味，则提醒着人类这种物质可能是有毒的、有害的。

但因为各种哺乳类动物处于不同的生态位，它们能感受到的味道也不尽相同。从某种程度上来说，动物能品尝到什么味道，和它们能吃到什么食物有关。最典型的一个例子，便是我们最爱的国宝大熊猫。在 800 多万年前，大熊猫的祖先禄丰始熊猫（Ailurarctos Lufengensis）其实是一种非常爱吃肉的猛兽。然而随着冰期的来临，它们被严寒驱赶至一定的活动区域。生存面积缩小，竞争对手也强大，这导致了熊猫开始放弃吃肉，并进军素食界。

化石证据显示，大熊猫大约是在 700 万年前才开始吃竹子的。然而，大约在 420 万年前，它们的 TAS1R1 基因（鲜叶受体基因）才发生了突变，失

---

① 其中 I 型细胞，能够吸收或降解神经递质，与咸味感受相关。II 型细胞则是个大家族，能响应甜味、鲜味、苦味味觉，接收刺激后通过离子通道释放神经递质。III 型细胞，响应酸味味觉。

去了感受谷氨酸的味觉。这也意味着，在几乎长达 300 万年的岁月里，大熊猫都是被迫无奈才吃竹子的。忍耐着对肉类的欲望，它们开始修仙般地啃起了竹子。再比如，猫是单纯的肉食动物，它们已经丧失了对甜味的味觉。所以，它们并不能像人类一样享受水果的甜美。而同为肉食动物的海狮、海狗、西太平洋斑海豹、水獭、斑点鬣狗等的甜味觉也已经彻底退化。此外，生活在海洋的鲸类，也是哺乳类中味觉最迟钝的。它们长期适应吞食，大快朵颐吃东西的方式根本连舌头都用不上。长此以往，除了咸味以外它们的味觉已基本消失了。

　　所以说，哺乳类动物的味觉差异，才是一张真正的味觉地图。

　　◎ COLLINGS V.Human taste response as a function of locus of stimulation on the tongue and soft palate[J]. Percep & Psychophys, 1974.

　　◎ 麦奎德 . 品尝的科学：从地球生命的第一口，到饮食科学研究最前沿 [M]. 林东翰，张琼懿，甘锡安，译 . 北京：北京联合出版公司，2017.

　　◎ 王兴亚，庞广昌 . 哺乳动物味觉感受机制研究进展 [J]. 四川动物，2014，（05）：151-157.

"一个鼻孔出气"实锤，
连你的鼻孔都是轮班制的！

鼻塞，我们每个人都对其深恶痛绝，尤其是当你躺在床上时，犹如被塑料袋套头，不能呼吸，辗转反侧，夜不能寐。不过"身经百战"的你，应该也注意到了这么个问题。那就是，感冒鼻塞，通常只会有一边鼻孔会被堵得很死。我们可以明显地感受到，另一边鼻孔呼吸的气流量更高。而且，这种不对称鼻塞还会转换，这边堵完那边堵。

说出来你可能不信，就算不是鼻塞，绝大多数人的鼻孔本来就是一侧"通"，一侧相对"不通"的。总之，你的两个鼻孔很难做到同样顺畅呼吸，永远只是"一个鼻孔通气"。

不信，我们现在就来做个小实验：随意伸出一根手指，堵住一侧的鼻孔，嘴巴闭上，然后尝试着只用另一侧鼻孔呼吸。

完成了吗？

现在换成堵住另一侧的鼻孔，换个鼻孔呼吸。

这时只需要对比一下，你就会发现总有一边的气流量大，一边的气流量小。

如果手边有小镜子就能看得更明显了。对着镜子呼气，哪边水汽多些哪边的鼻孔就更通畅些。这种现象，被称为"鼻周期"（Nasal cycle），与鼻腔的阻力大小有关。鼻腔的功能之一，就是形成呼吸时的气道阻力，没有气道阻力我们难以维持正常的呼吸。这个可以参考"空鼻症"，其成因就是手术过度切除了鼻甲，导致了一系列难以医治的并发症——鼻塞、鼻腔干燥、呼吸困难，吸进来的空气宛如刀子，刀刀入肉。一般而言，人类两个鼻腔的总阻力是不变的，约为双侧鼻腔阻力之和。但是，单侧鼻腔的阻力却是不同的，并且还会呈现出规律交替的现象。当一侧鼻腔的阻力变小时，这边的鼻孔就会比另一边更通气些，反之亦然。而这种"鼻周期"的物理形成机制，则与鼻甲黏膜下丰富的海绵体血管组织有关。

　　大约在150年以前，克利克尔和卡里劳希等人就首次描述了鼻腔内这种海绵体组织。正常的鼻子里有上、中、下三个鼻甲，其中下鼻甲参与构成了鼻腔中最狭窄和柔软的通道。鼻甲（主要为下鼻甲）的勃起组织充血时会膨胀变大，反之则会收缩。这就像鼻腔中的一扇自动门，通过交替地膨胀与收缩，控制着鼻孔的堵塞与通畅。

　　在日常生活中我们主要以一个鼻孔呼吸为主，另一个会稍微关闭一点，仅作为辅助。而鼻甲充血与否，则由植物性神经系统调节控制，是人类意识无法控制的一类生理活动。该系统同时还参与调控了许多无意识的身体机能，如心率、消化等。一般情况下，一个鼻周期为2~7小时。所以说，一天之内能发生好几个鼻周期。每隔几小时，植物性神经系统就会命令两个鼻孔互换角色。这样堵塞的一侧变通畅，通畅的一侧变堵塞，两个鼻孔交替着进入"工作状态"。

　　这与病理性的鼻塞是不同的。所以我们在日常生活中，并不能感知到这种鼻周期的存在。只有在犯鼻炎、流涕、鼻塞等情况下，鼻周期才会变得令人难以忍受。这时人们会明显地感受到鼻孔一通一堵。当然，在严重的情况下，人们会感觉两个鼻孔都被堵住了。那么这个鼻周期究竟有什么用，两个鼻孔一起通气不是更舒爽吗？

　　我们都知道，鼻腔的作用首先是温暖、湿润、过滤空气。一个正常人的两个鼻孔每天就要过滤10000升的空气，可谓任务繁重。如果鼻孔一直处于高强度的呼吸状态，鼻腔黏膜很容易就会变得干燥，甚至会流鼻血造成感染等。但是，让两个鼻孔"错峰上班"，就可以避免这些麻烦。一个鼻孔在大量过滤空气时，另一鼻孔则在养精蓄锐，储备黏液，让鼻腔内的鼻黏膜有了适当的恢复时机。这样就能保证我们吸入的空气，一直是温暖、湿润、干净的。

还有人认为睡眠中的翻身动作与鼻周期有关。当我们侧身躺下时，哪侧在下方哪侧的鼻孔就更容易充血肥大导致鼻腔阻力上升。而鼻腔阻力的上升，则会使人产生轻度的鼻塞症状。所以说换着边睡，对缓解鼻塞症状还是有一定效果的。鼻周期的出现，则可以让我们在熟睡时，不自觉地反复翻身，有利于消除疲劳。即便在睡梦中没能注意到这些细节，但我们依然会整个夜晚"辗转反侧"。

我们知道，正是双眼看到的景象略有不同，我们才有了立体视觉。同样的，长着两只耳朵也让我们听到了"立体环绕"的音效。但是你可能有所不知，就连气味也能靠两个鼻孔的协同合作，变得更"立体"。与海洋哺乳类动物不同，鼻子也是我们的嗅觉器官。

我们能闻到气味，全靠鼻腔上方的嗅黏膜。它是覆盖在嗅上皮表面的一层黏膜，气味分子只有被吸附在黏膜上，才能跟嗅上皮的嗅觉受体细胞结合。只有这样，我们的大脑才会接收到各种味觉信息，从而闻到各种各样的气味。气味分子，也有不同的类型，这里不是指臭和香，而是指气味分子有着不同的吸附率，有的吸附得快，有的吸附得慢。对于那些吸附率低的气味分子来说，只有空气流速慢，它们才有足够的时间被嗅黏膜充分吸附。而那些吸附率高的气味分子则相反。如果气流速度太慢，它们就会密集地被吸附于嗅黏膜的一小块区域。这样只会有一小部分的嗅上皮细胞参与反应，引起的神经活动较小。只有当空气快速流过时，这些气味分子才能接触到更大表面积的嗅上皮，以产生强烈的神经信号。

所以说，平时想要用鼻子闻一种气味时，一个劲儿地瞎吸还不一定效果好。我们鼻孔的疏通与堵塞，会影响到对气味分子的捕捉。即使是同一种气味分子，一个鼻孔的空气流速快慢与否，都会改变它的味道。

1999 年，斯坦福大学的诺姆·索贝尔等人就用实验证明了这一点。他们首先把两种气味分子按 1:1 的比例混合。这两种气味分子，还是挺好区分的。一种是高吸附率的 L- 香芹酮，也就是留兰香，常添加于口香糖；另一种则是低吸附率的辛烷，也就是我们常说的汽油味。实验时，志愿者只用单侧鼻孔吸气，每一侧鼻孔都会进行 10 次测试。在测试过程中，鼻孔的气流速度也会被记录下来。不出所料，当实验对象用疏通的鼻孔去闻混合气体时，L-香芹酮的味道会浓些。但若是实验对象换用比较堵塞的鼻孔去闻时，则辛烷的味道会变得更浓一些。

换言之，高吸收率的气味分子，能更好地被气流速度快的鼻孔感知；而低吸收率的气味分子，则能更好地被气流速度慢的鼻孔感知。

有了这两个呈周期性一开一闭的鼻孔，我们就能确保不错过任何流速的气味。除了视觉、听觉以外，气味也能变得"立体"起来，两个鼻孔的重要性不言而喻。

所以，下次鼻塞时就不要责怪自己的鼻子不争气了，或许正是它们太争气了，才导致鼻塞的情况产生。

◎ Nasal cycle: Wikipedia[DB/OL]. [2020-04-13]. https://en.wikipedia.org/wiki/Nasal_cycle.

◎ HASEGAWA M, KERN E B.The human nasal cycle[J].Mayo Clin Proc,1977,52(1):28-34.

◎ WHITE D E. Model demonstrates functional purpose of the nasal cycle[J]. BioMedical Engineering OnLine.2015

◎ SOBEL N.The world smells different to each nostril[J]. nature,1999,402(6757):35

11 无人能打破的世界纪录，
身高 2.72 米，巨人的背后尽是忧伤

　　说起身高，姚明在中国人心中已是一个标志。在 NBA，比他高的球星用一只手都能数得过来。无论站在哪里，他都有一种鹤立鸡群的感觉。确实，身高给他的职业生涯带来了一定的优势。但繁重的比赛和训练，同样让他变得异常脆弱，频繁受伤。即使有 2.26 米的身高，也这并不代表他的骨头就比普通人硬。加上 140 公斤以上的体重，这更是给他的关节造成了巨大的压力。正是因为姚明如"玻璃"般易碎，有人甚至怀疑他得了巨人症。不过，从身体各项激素指标上来看，姚明都是正常的。毕竟真的巨人症不及时治疗，别说是打篮球了，有时连站立都成问题。

　　纵观历史，关于巨人的传奇一直都有，但命运往往悲惨。根据吉尼斯世界纪录显示，罗伯特·潘兴·瓦德罗是这个世界上最高的人。他的身高达 2.72 米，至今仍无人能打破这个纪录。因为高大且性情温和，罗伯特也被亲切地唤作"温柔的巨人"。然而，身高除了给他带来名气以外，更多的还是伤害。一次剧烈运动、一次摔倒，甚至一双不合脚的鞋，都有可能要了他的命。

　　1918 年 2 月，罗伯特·潘兴·瓦德罗出生于美国伊利诺伊州奥尔顿。刚出生那会儿，他的块头与其他婴儿没多大差别。3.8 公斤的体重，并没有给母亲分娩造成额外的痛苦。他的父母和四个兄弟姐妹，也都没有表现出任何异常。然而一落地，罗伯特就开始不受控制地疯狂生长。普通孩子在 6 个月大时，体重一般是 7 公斤左右。但罗伯特 6 个月时就已长到了 14 公斤，足足是正常体重的两倍。刚进幼儿园，5 岁的罗伯特就需要穿上成年人的服装了。尽管看起来与别的小孩格格不入，可他的行为举止都与同龄孩子一样。他 8 岁时，就已经很少光顾普通的服装店了，因为再难找到合适自己的衣服。每次，他都需要去专门的裁缝店量体裁衣。又因长得太快，新衣服还没穿旧就已经不合身了。到 10 岁时，他的身高就达到了 1.95 米，体重达 95 公斤。他的手脚，同样大得惊人。欧制 60 码的大脚（姚明是 53 码），让他再也难从商店中找到适合自己的鞋子。所以家里人也只能找专门的鞋匠，出高价定制鞋子。因手掌过大，他也不得不放弃他最喜欢的消遣：弹吉他。刚开始，父母都还坚信他除了长得高以外，没有什么毛病。他们也尽自己最大的努力，让罗伯特过上正常人的生活。直到 1930 年，父母才终于敢直面自己内心的不安，把他带到了医院。那时 12 岁的罗伯特，已经是个 2.11 米的巨人了。

经过医生的全面检查，大家才终于知道这个小男孩为什么成长得如此迅速了。使罗伯特疯狂生长的秘密，正埋在他的大脑里。他被检查出患有垂体腺肿瘤，并被确诊为巨人症。垂体又称为"脑下垂体"，是大脑底部水滴状下垂的结构。只有一粒豌豆那么大，但它却能分泌出与人类身体生长最密切相关的激素——生长激素（growth hormone）。其功能包括促进身体组织的生长，使体内细胞的数目增加及变大，使身体各部分组织器官变大等。若脑下垂体发生异常，就有可能引发生长激素的分泌异常。生长激素分泌过少，会引发侏儒症；生长激素分泌过多，则会引发巨人症。

其中，引发生长激素分泌过旺的最常见原因，便是脑下垂体腺瘤。而发生在罗伯特身上的巨人症，正源于这种垂体腺瘤。如今，已有一些医疗手段可应用于处理垂体腺瘤，如手术或药物治疗等。只要发现得早，侏儒症和巨人症等原发于垂体异常的疾病，都可以得到缓解。

著名球星梅西 10 岁时，就差点儿因侏儒症而断送了自己的足球生涯。但通过生长激素治疗，他最终获得了 1.69 米的身高。类似的，曾患有巨人症，身高比姚明还高的 NBA 球星乔治·穆雷桑，经过治疗也控制住了身高的增长。虽然他的 NBA 生涯不长，也不算出彩，但他已经足够幸运了。

然而罗伯特所在的年代尚没有有效的治疗方法，他只能任由自己继续长高。才 14 岁时，罗伯特就已经感到生活处处艰辛了。因为生活在一个太小的世界里，他的所有吃穿用品都需单独定制。衣服鞋袜、餐桌、座椅、床褥等都是单独定制的，价格不菲。他的父亲为了他，专门将自家的七座车改装成了三座车：把前排的座椅全部拆掉。只有这样，罗伯特坐在后排才能将双腿舒展开。不过，更让他糟心的，还是身体的异常脆弱。

有一次，他只是与小伙伴玩耍，推一辆三轮车时绊了一跤。结果，这一跤让他的两块腿骨骨折。在这之后，他就不得不给双腿安上金属支架，借助辅助的工具才能行走。到 18 岁，他已经拥有 2.53 米的身高，218 公斤的体重了。也正是这一年，罗伯特考上了心仪的大学，开始研读法律。但他的身高，并未随着成年而停止增长。19 岁时，他就凭着 2.62 米的身高，打破了吉尼斯世界纪录，成为世上最高的人。在这之后，每量一次身高，他就刷新一次世界纪录。

因为巨人的这个头衔，他也被越来越多的人注意到。其中，专门搜罗"猎奇之物"的美国林林兄弟马戏团更是对罗伯特虎视眈眈，想要他加入马戏团。美国恐怖故事《畸形秀》（*Freak Show*）的真实原型，便是这个马戏团。

林林兄弟内部有着千奇百怪的马戏演员，现在他们热切地希望能将这位巨人收入囊中。如果罗伯特能加入，特别是与最著名的侏儒症演员站在一起，门票必定能大卖。综合各方面的考虑，父母最终还是接受了马戏团的邀请。罗伯特这个身高，就算他日后能在法律方面学有所成，找工作也依然是个问题。现在跟着马戏团到处演出，以后的生活也算是有个保障。

果不其然，在马戏团的宣传下，罗伯特一下子成了美国的名人。当时，广告商蜂拥而上，希望给这位巨人量身定做衣裤鞋物。除了代言费之外，他还省下了一大笔用于定制衣物的钱。一般而言，他在马戏团的工作也算不上辛苦，只需要公开站着露面就行。虽然不习惯被别人盯着看，但罗伯特还是非常敬业。面对观众，他总是一脸腼腆地微笑着，行为举止都非常友好得体。无数美国人的家庭中，都可能珍藏着一张与巨人的合影。而每一张照片里，他总是笑容满脸，所以大家都称他为"温柔的巨人"。

但大家没看见的，却是这个笑容背后的疲惫。

如果没有得到及时治疗，巨人症患者的生命都是非常短暂的。在巡演的两年多时间里，他的身体被严重透支，开始急剧恶化。短短的两年多时间里，他就跟着马戏团的巡演访问了 41 个州的 800 多个城镇。一直以来，罗布特都得靠着拐杖与腿部支架才能行走。就算处处不便，倔强的罗伯特还是不愿使用轮椅，因为他觉得自己和其他人是一样的，并非残疾。

1940 年 7 月，应节目要求他换上了崭新的腿部支架。但是，这副支架好像并不合脚。经常性的摩擦，使他右腿脚踝产生了一个巨大的水泡。然而，罗伯特自己却对此一无所知。生长激素对胰岛素的分泌有抑制作用，所以巨人症患者多伴有糖尿病。而糖尿病患者由于神经病变，尤其是神经末梢的病变，会对痛觉不敏感。虽然没有对应的记录，但罗伯特极有可能患上了严重的糖尿病。因为那个时候，罗伯特的双腿就已经日渐失去痛觉了。他一点儿也没感觉到支架对自己造成的伤害，在工作繁忙的情况下仍连续佩戴了 7 天。最终，伤口发生了严重的感染，造成多器官衰竭，病情急剧恶化。在抗生素还未发明的年代，罗伯特在感染发生的第 11 天就与世长辞了。当时，他只是遗憾地对周围的人说了一句："我没办法回家参加爷爷奶奶的金婚派对了。"

这句话，也成了他的遗言。

丧礼现场，共来了 40000 人。棺材总长 3.3 米，需要 18 个人才能抬起。因为家人担心罗伯特的尸体会被再次挖出来研究，所以他的棺材被置于坚固的混凝土拱顶里。而他的墓碑上也只有简单的"安息"（at rest）二字作为墓志铭。即使在他死亡前一刻，他的身体可能还在继续长高。

在他临死之前，医院最后还给他量了一次身高——2.72 米 ①，"世界上最

---

① 死后躺着测试的身高为 2.74 米，测身高时躺着测量会比站着测高一些。

高的人"已经定格为这么个没有温度的数字。即便已经过去了80年，这个"世界最高"的吉尼斯世界纪录依然没有人能打破。

当然，将来也不会有人能打破这个纪录了。在这个医疗足够发达的年代，巨人症已经有了医治的办法。而且道德也不会允许人类"为了猎奇"，而放弃一个人的健康。

如果他能再等等，或许会拥有一个美好的后半生。

© SFARRA A.Top 10 Freaky Facts About The Tallest Man: LISTVERSE[EB/OL]. [2017-05-12]. https://listverse.com/2017/05/12/top-10-freaky-facts- about-the-tallest-man/.

没有疼痛的世界真是幸福的吗？

　　痛经恐怕是阻碍中国少女们过上幸福生活的一大阻碍，不知道有多少女孩子为此祈祷自己下辈子生成男儿身。关于痛经的成因至今也没有很权威的结论，有人会将其归咎于东亚人体质的问题。实际上，欧美的女孩子也同样受到痛经的困扰，只不过她们更偏好服用止痛药来缓解疼痛。

　　止痛药是人类伟大的发明，当然发明过程中也走过一些岔路，今天我们可以很方便地购买到非处方的安全止痛药。这些止痛药可以缓解包括牙痛、头痛、肌肉痛等常见疼痛，一些处方止痛药甚至能够对付晚期癌症的病痛。也许会有人想要更近一步，将止痛进行到底，彻底消灭疼痛这一种痛苦的感觉，真正实现没有疼痛的人间天堂。

　　想法固然美好，但是没有疼痛的世界就真的是天堂了吗？

　　世界上有极少一部分人一辈子都不知道什么是痛，可他们却并不快乐。他们生来就没有感受痛觉的能力，永远不知道"疼痛"是何物。打针、摔跤、骨折、烧伤、烫伤等，对他们来说这些伤害和其他正常的触碰没有什么区别。因为没有疼痛的存在，他们都表现得十分勇敢和坚强，从来不会因为外伤而哭闹。起初，他们的父母还认为这只是孩子乖、有忍耐力的表现而已。但是时间长了家长们就越来越觉得不对劲，一些连成人都无法忍受的疼痛，小孩子却依旧面不改色。最后在医生的谨慎诊断下，才确定他们是得了一种特殊的疾病——先天性无痛症。

为了避免或减轻疼痛，人类发明了各种麻醉剂和镇痛药。"能吃药绝不打针，能全麻绝不半麻"，也是那些怕痛的人们的口头禅。而先天性无痛症，则完全阻隔了一切疼痛带来的不愉快感觉。牙痛、头痛、生理痛等对他们来说是完全不能理解的陌生体验，甚至连动手术都能省下一笔麻醉费用。

这看上去，确实是一件非常不错的超能力。但是实际上，痛觉的缺失，也意味着会受到更多伤害。

疼痛本是机体的一种警告，它的出现划清了危险与安全的界线，疼痛的缺失会让人难以对危险做出判断。由于无法及时获知伤害的存在，他们看起来就像一个无所畏惧的愣头青。美国明尼苏达州的戈比·金拉斯就是一个患有无痛症的"不怕痛的女孩"。那些能从身体表面传递到大脑的神经疼痛信号，在她身上从来都没有正常工作过。所以从出生以来，不管是摔跤磕掉了牙齿，还是医生打针，她都没有哭过一声。

据父母回忆，她从4个月大的时候长牙，和一般的小孩子一样喜欢啃手指。但如果没有人阻止戈比，她真的会把手指咬到血肉模糊，甚至见到骨头。就算被禁止咬手指，她也还会用牙齿继续嚼舌头，就像在嚼一块泡泡糖一样，因为舌头被咬肿无法喝水，她多次因为脱水而入院。出于无奈，戈比的父母只能把她所有的牙齿拔掉，当然这个过程对她来说也没有什么感觉，因为全程都是无痛的。然而这还没完，她依然能通过各种方式来伤害自己。不自觉地揉眼睛都能揉出大问题来，她甚至会直接把手指插到眼睛里面。因此，医生为了确保戈比眼角膜的完整性，一岁多时就将她的眼睑完全缝合。等到年龄稍大，戈比才改为戴护目镜和束手器。然而，那时候戈比的左眼已被药物的副作用毁坏，终生失去了一半的视力。

不过相比于其他患有无痛症的病人来说，戈比已经算是幸运的了。毕竟许多家长都对这种特殊的疾病闻所未闻，往往会被错认为是孩子忍耐力好，因而没能及时采取相应的保护措施，最终酿成更大的悲剧。

英国《每日邮报》就曾报道过一对患有无痛症的印度姐弟的故事。姐姐和她 5 岁的弟弟在家玩游戏时，两人居然像啃鸡爪一样把各自的手指活生生地吃掉了。虽然两个孩子浑身是血，伤口触目惊心，却异常安静不哭不闹，医生都惊呆了。在送到医院治疗后，粗心的父母才发现他们俩都患有罕见的先天性无痛症。然而可能还有更多的患有这种疾病的孩子，在得知这种疾病前就已经早早夭折。

先天性无痛症，又名遗传性感觉和自主神经障碍（HSAN），是一大类以损害感觉神经及自主神经为主的遗传性疾病的总称。因为可导致患无痛症的基因有多种（主要为 FAM134B 和 SCN9A），所以可以是显性遗传或隐性遗传的任何一种。目前为止这类基因病，基本没有治疗方法，只能是最大限度地保护患者不受伤害。

有的患者患有无痛症的同时还伴随着无汗症，属于遗传性感觉和自主神经障碍 IV 型。无痛无汗症在全球发病率约为十亿分之一，这意味着全球只有个位数的患者，远比普通无痛症患者要少。

我国媒体曾经报道过的一个浙江男孩小枫毅，他就是罕见的无痛无汗症患者。因为排汗功能障碍，小枫毅永远只能活在 24 ～ 26℃的"温室"中，一旦这个环境被破坏，他就极容易高烧不退，生命危在旦夕。无痛症就更麻烦了，普通蚊子叮的小包，普通人最多挠到皮肤破损就不再继续了，可他还会无法控制直到挠得满身鲜血。小枫毅花在买纱布上的钱，一个月就差不多有 1500 元。

疼痛的存在给人类带来了无数眼泪，但疼痛的缺失却给这些家庭带去了更多的眼泪。疼痛实际上是动物在进化过程中，逐渐形成的一种重要的自我防御机制。在临床上，有些病症的治疗并不建议使用止痛药，为的就是让患者将症状及时反馈给医生。当受到伤害时，相关感受器就能给生物发出警告性信号，让它们保护好自己的身体，防止受到更多的伤害。没有疼痛这一层防御机制，无痛症患者失去的反而更多，也远没有想象中的幸福。但是，对这些无痛症患者的治疗和研究，又给人类医学带来了新的曙光。无痛症作为一种罕见的先天基因突变产物，给新的止痛药研发提供了很多灵感。这些无痛症患者留下的宝贵基因信息，或许可以拯救一大批受慢性疼痛折磨的病人。全世界每天大约需要消耗 140 亿剂止痛药，每 10 个成年人中就有 3 人被慢性疼痛困扰。

慢性疼痛主要分为三大类：多发于老人的颈肩腰腿痛、神经病理性疼痛和最受关注的癌性痛。这些持续的慢性疼痛，不仅会带来让人难以忍受的疼痛，还会导致人体系统功能失调、免疫力下降和自主神经紊乱等。严重的还会导致"中枢敏化"，就像是大脑已经习惯了疼痛，即使外在刺激已不存在，仍会感到疼痛难耐。有许多癌症患者因为癌性痛的长期折磨，陷入重度抑郁，过早放弃治疗结束生命。在临床中，普遍使用的止痛药是副作用大且易成瘾的阿片类镇痛药。仅美国，每天就有 91 人因过量服用阿片类药物死亡。阿司匹林等非甾体镇痛药的副作用比较小，但也仅仅对一些不太剧烈的轻度至中度疼痛有效。

过去，科学家通过对多位无痛症患者的研究，把开发新型止痛药的焦点聚集在了 SCN9A 基因上。该基因与 Nav1.7 钠通道有关。当 SCN9A 突变时，这条路径便会堵塞，使人类失去感受疼痛的能力。与伴随着无汗症的无痛症不同，SCN9A 的突变引起的无痛症，只会丧失痛觉，而智力和温度、压力、运动感知等感觉能力都无异常。这也意味着如果研制的新药能准确抑制 Nav1.7 钠通道，不但止痛效果显著，还可以使副作用最小化。

在过去的 10 多年，各大制药公司也针对 Nav1.7 钠通道，竭尽全力地研发新型止痛药。目前，已有多个公司研制出的产品进入临床测试阶段，有些还显示出良好的效果，前景一片大好。随着对无痛症患者的深入研究，不仅仅是止痛药有较大的进展，人体中与痛觉形成相关的新基因也被不断发现。

2015 年新发现的变异基因 PRDM12，着实让人精神振奋。它就像一个总开关似的，使特定的神经元不能形成，从而阻止痛觉纤维向大脑发送疼痛信号。迄今为止，人类已经发现了五个与痛觉缺失有关的基因。虽然无痛症患者的罕见基因给人类带来了新的福音，但是对无痛症患者而言，他们重获痛觉的希望依旧极度渺茫。即使理论上可以通过非基因治疗的其他途径，来恢复缺失的痛觉。但就目前的技术水平而言，要想真正让无痛症患者拥有痛觉，我们还有很长的路要走。

◎ COX D.The curse of the people who never feel pain:BBC News[EB/OL]. [2017-04-26]. https://www.bbc.com/future/article/20170426-the-people-who-never- feel-any-pain.

◎ HUPPERT B.Meet Gabby Gingras, the girl who feels no pain:KARA[EB/OL]. [2004-02-26]. https://www.kare11.com/article/news/extras-update-girl-who-feels-no- pain-is-happy-to-feel-normal/89-360241567.

◎ PICKLES K. The brother and sister who eat their own FINGERS – and have worn them to stumps – because they can't feel pain: dailymail[EB/OL]. [2016-03-02]. https://www.dailymail.co.uk/health/article-3473197/The-brother-sister- eat-FINGERS-worn-stumps-t-feel-pain.html.

◎ 蒋慎敏 . 拯救，为只能活在温室里的少年 [N]. 钱江晚报，2014-070-04(4).

生男生女究竟由谁决定?
远不止"X 生女,Y 生男"那么简单

"女人是男人身上的一根肋骨"。

一讨论到后代性别的决定因素,几乎所有人都将目光投向了女性。只要婴儿是从女性身上诞下,那么婴儿的性别就由女性决定。无论在中国还是外国,没生出男孩子都经常性地由女性"背锅"。而各种针对女性的"包生男"民间偏方,也有很多人相信,如"酸儿辣女",认为多吃酸就能生男孩等。

直到 20 世纪,科学家发现性别由男性性染色体决定的机制,才稍微卸掉了女性肩上的包袱。当然,这也是我们高中生物课就学过的知识了。女性的性染色体为 XX,而男性的为 XY。在男性精原细胞减数分裂的过程,XY 染色体就会彼此分开。这样就产生了两种类型的生殖细胞(精子),每种中含有原来同源染色体的一半,要么是 X,要么是 Y。而女性的性染色体为 XX,产生的卵子中就只携带 X 染色体。当携带 Y 型性染色体的精子(以下简称"Y 型精子")与卵细胞结合,后代即为男孩;携带 X 型性染色体的精子(以下简称"X 型精子"型)与卵细胞结合,后代则为女孩。而 X 型精子和 Y 型精子的数量相等,受精概率基本上各为 50%。所以只要上过高中的都清楚,"生不出男孩都是女人肚子不争气"的说法,从来都是无稽之谈。

只是这个知识点,看起来虽让女性远离了被"有理有据"地指责,但换个角度斟酌，"精子性染色体 X 为女，Y 为男"并不代表着"男性决定了婴儿的性别"。还有另一个的荒谬说法。相传男性的 X 型精子更耐酸，碱性环境则更利于 Y 型精子，而女性阴道环境的酸碱度，可以影响精子活性，起到筛选精子类型的作用。

这个观点看似有理有据，实际上却迷惑性极强。据此，民间诞生了无数偏方。想要生男孩的人，会想尽一切办法来创造有利于 Y 型精子的环境，以增加 Y 型精子受精的概率。例如女性在"造人"前，会选择用碱性液体，如苏打水等冲洗阴道，以为这样就可以降低 X 型精子的活性，提高 Y 型精子的受精率。而为了让自己变成"碱性体质"，不少女性还会在备孕期间猛喝柠檬水、苏打水、吃热干面等碱性食物。前段时间在某电商平台上的"碱孕宝"，更是明目张胆地叫卖圈钱。暂且不说触及性别歧视的底线，事实上所谓的"酸碱体质"本身就是个伪命题。因为医学上根本不存在"酸性体质"和"碱性体质"的说法。而喝碱性饮料、吃碱性食物等，顶多能改变尿液的酸碱度。

正常情况下，女性阴道环境的 pH 酸碱度为 3.8~4.4。这个弱酸性环境可以有效地抑制有害菌生长。所以用碱性溶液冲洗阴道，不但不能提高 Y 型精子的受精概率，还有可能让自己患上阴道炎。此外，"X 型精子抗酸、Y 型精子抗碱"的说法，也同样是站不住脚的。早在 20 世纪 70 年代，就有科学家研究过这个问题了。有研究员曾用酸性和碱性两种溶液对人类精子又洗又泡，但是没有发现 X 型精子和 Y 型精子活力的明显区别，而且经不同酸碱度溶液处理的兔子精子，在人工授精后，出生的兔子在性别上也没有显著变化。

所以这类偏方总结起来就是三个字——不靠谱。

事实上，决定小孩性别的真正原因，可能远比人类想象得复杂。我们常把生男生女认为是在掷硬币，正反两面都各占一半概率出现。但这可能也只是个表面现象。有许多实打实的统计结果，让人类学家们也感到十分疑惑。事实上就全世界而言，新生儿的男女比例从来都不是对半开的。这已经是自17 世纪以来，人们就意识到的问题了。每 100 个女孩出生的同时，世界上就会增加 106 个男孩。虽然这个比例大约等于一比一，但男孩的出生率总是要比女孩要高那么点，男女的出生率处于一种不严格对等的状态。

　　一般认为男女性别比例超过108∶100，或低于102∶100为该地区有针对性别的胎儿选择，如重男轻女或重女轻男等。虽然106∶100偏差已经不小，但在生活中，男婴多于女婴其实又显得尤为必要。原因就在于，相对女性来说，男性的死亡率会更高。在全球范围内，女性的平均年龄约为71.1岁，而男性只有67岁。首先，男性自身的问题就不少，如免疫系统脆弱、胆固醇水平高、心脏问题多、癌症高发等。而男性从事的职业，也有更高的伤亡率。

　　成年男性在凶杀、意外事故中丧命的比例也远远高于女性。例如截至2006年，美国成年非老年男性在凶杀案中被谋杀的可能性，就是女性的3~6倍，而在事故中丧生的可能性则是女性的2.5~3.5倍。

　　许多人类学家推测，这种微妙的性别不平衡可能属于自然选择的结果。男婴的高出生率其实是对男性高死亡率的一种补偿。或许"胎儿的性别完全是随机的"，也只是对了一半。在不同的环境中，性别的比例可能还由一些更复杂的机制掌控着。只是这么多年来都难有人解释，是什么造成了这种生男生女的概率偏差。此外，还有一些研究显示，胎儿的性别比例还受母亲在孕期的生活条件影响。如社会地位较高的富裕父母会有更多的儿子。相比之下，那些生活贫困、饱受生活之苦的妈妈们则较多地诞下女婴。"饱生男，饿生女"也是这么流传开的。

　　有人提出，正是这些不利条件的高压，会提高产妇的睾酮水平。而现在我们已经知道，较高水平的睾酮，确实与孕妇流产风险的增加呈正相关。如果男性胎儿天生比女性胎儿要弱，那么他们就很可能会受到不同程度的影响。事实上，研究也证明了接触破坏内分泌系统的物质，如有毒人造污染物等，就会导致女孩的出生率增加。所以有理由相信，在压倒性的压力环境面前，女性更容易生女胎。

　　而有一项研究却显示，这种自然调控之力可能比想象中的还要深刻。因为造成这不平衡的男女比例，可能更早地始于受孕的那一刻。美国淡水塘研究所（Fresh Pond Institute）的生物学家史蒂文·奥扎克与同行们，就专门深入研究了这个问题。

他们收集了妇幼医疗机构的 14 万份胚胎信息和接近 90 万份羊膜腔穿刺检查样本，以及 3000 万份堕胎、流产和活产的记录。（这些数据来自美国和加拿大等地。）

这也是有史以来，类似研究规模最庞大的数据组成。但奇怪的是，从报告上来看，研究人员并没有发现受孕时男女胚胎间的差别。这个比例是平衡的，严格地遵循 50% 的男性和 50% 的女性比例。所以由此可见，造成出生时倾斜的性别比，必然发生在怀孕期间。而根据进一步的深入研究分析，研究人员也发现了在怀孕的第一周，男性胚胎的死亡数量更多。造成这种结果的原因可能是严重的染色体畸形。

其次，怀孕第六月到第九月期间，男胎的死亡率又会再次升高。而其余时间，则是女胎的死亡率稍高。把这些综合起来，就会得出怀孕期间女性胎儿的死亡率超过男性婴儿的结果。最后的结果就是，出生的男婴数量会超过女婴。所以之前不少人认为的，通过"养尊处优"能够增加怀男胎的概率，可能是错的。或许环境压力等因素，只能在大尺度上筛选男女胎，从而造成男女性别比的偏差。对个人而言，没有证据证明其具有普遍参考意义。

与之相似的，还有另一个研究。该研究显示，女性生男孩的可能性会随着孕前收缩压的升高而逐渐上升。在收缩压达到 123mmHg 的情况下，生男孩的概率为生女孩的 1.5 倍。但是同样的，我们目前尚不清楚血压到底是怎么影响后代性别比的。而诸如此类的研究，给出的也都是相关性调查结果，并不能表因果。也就是说，没有证据证明孕前提高血压可以增加生男孩的概率。

其实，想靠这些小诀窍来"转胎"成功往往是得不偿失的。例如在备孕期间随意改变血压、饮食或打破激素平衡等，都会让孕妇和胎儿承担着极大的健康风险。一些服用"转胎药""生子方"死亡或致畸的案例，大家也都听说过。这些偏方，常打着"神药"的名号，实际却是大剂量激素，无论是孕前还是孕中都绝对使不得。一般胎儿的性器官分化是在怀孕的前三个月。

如果"转胎药"中含有大量的雄激素，将会导致女婴男性化或者女性假两性畸形。这也就是人们常说的"阴阳人"，外表看可能会让人觉得是男孩，但孩子的基因并没有改变。可能确实会有许多因素能影响孩子的性别，只是这众多因素错综交杂，难分难解。所以才有人说，生男生女的问题到目前为止还是个未解之谜。

不留情面地说，现阶段所有生子秘方都是个坑，更像是蜉蝣撼大树。在随机事件面前，谁都没有办法扮演上帝，操控结果。只是无论强调了多少遍，"性别歧视"的思想毒瘤不根除，就必然会有人上当受害。

参考资料

◎ BOELAERT K.Why Are More Boys Born Than Girls?:Live Science[EB/OL]. [2011-09-09].https://www.livescience.com/33491-male-female-sex-ratio.html.

◎ Human sex ratio: Wikipedia[DB/OL]. [2020-07-13]. https://en.wikipedia.org/wiki/Human_sex_ratio.

◎ DNA. 生男生女，靠酸碱:科学松鼠会 [EB/OL]. [2009-10-10]. https://songshuhui.net/ archives/15519.

**两百年的近亲婚配史：缔造了流水线般的
网红锥子脸，还终结了整个王朝**

　　对乱伦的系统性规避，是自然选择固化的结果。毕竟有性生殖的主要目
的，就是在种群内制造更多的遗传变异，以抵御各种病原体的侵袭。而近亲
的相交，显然是与之相悖的。由于越近亲之间的基因相似度也越高，有害隐
性基因的纯合就更容易出现。这样的结合，换来的便是可怕的遗传疾病，也
就是所谓的"近亲退化"。但由于社会一直有乱伦忌讳，想要观察到人类近
交退化的现象其实并不容易。

　　不过不容易，也不代表着没有。

　　在历史上，王室贵族就是遗传学家最爱研究的一群人。在他们身上，我
们能见识到不少千奇百怪的遗传病。其中最经典的，当属哈布斯堡家族的"大
下巴"。本该继续称霸欧洲，但短短两百年的近亲婚配史，就使这整个王朝
覆灭。他们以血泪教训、以生命揭示了这么一个科学常识——近亲婚配真的
要不得。

　　他们最明显的面部特征，就是向外突出的畸形大下巴。因为下颌外凸，
他们的牙齿不能对齐合上，甚至有的还无法闭嘴。这也就是我们常说的"地
包天"和"鞋拔子脸"。曾经有一个西班牙农民，在初次见到西班牙国王查
理五世时，就被吓了一跳。他情不自禁地喊道："陛下，您快把嘴闭上吧，

村里的苍蝇可凶了！"

其实下颌前突的毛病，在普通人群中的发病率也高达 2% ~ 3%（有严重程度之分）。也就是说，一百个人中大约就有两到三个下颌前突。但"悲催"的是，由于哈布斯堡家族的下巴特征是如此明显，以致于就连医生都将这种下颌前突的脸孔，直接称为"哈布斯堡下巴"。

而且哈布斯堡家族的外貌特征，还不止大下巴这一个。厚且外翻的双唇、鹰钩加驼峰的大鼻子、下垂的眼睑、扁平的面部等特征，都能让外人一认一个准。所以少女们时常幻想的俊美欧洲王子，有可能就是这种面孔。

那究竟是谁的加入造就了整个王室的奇特相貌？

目前可以非常明确地查到的、最早的哈布斯堡下巴来自腓特烈三世。他是哈布斯堡家族的奥地利大公爵欧内斯特和公主马佐夫舍的辛姆伯格（属于马佐夫舍家族）的后代。一部分历史学家认为哈布斯堡的下巴，最早可追溯至 1412 年嫁入哈布斯堡家族的公主身上。但根据其流传下来的画像，争议还是颇大的。因为从马佐夫舍的辛姆伯格的照片上看来，其下巴又小又短，有可能只是个"背锅"的。

所以有的历史学家认为，反倒是其丈夫欧内斯特的曾祖父阿尔布雷希特一世早早就显露出大下巴的雏形了。换句话说，这奇异的大下巴，或许就来自哈布斯堡家更早的祖传染色体。不过在王室贵族里，长得难看点儿，倒也不是什么大问题。

那时，哈布斯堡家族就对自己的下巴颇感自豪，因为这正是血统纯正的证明。而为了保证"肥水不流外人田"，哈布斯堡家族决定实行近亲婚配。虽然整个家族是延续了那所谓"权力的象征"——哈布斯堡下巴，但他们的身体素质也被拖垮了。

哈布斯堡家族迅速衰落，婴儿死亡率（在 1 岁内死亡，不计流产和死胎）和儿童死亡率（在 10 岁前死亡）迅速攀升。高达 80% 的死亡率（当时西班牙农村的平均死亡率为 20%），使王室人数锐减。从菲利普一世起，只经过7 代人到卡洛斯二世时，这个王朝就已经绝后了。卡洛斯二世的后继无人，也直接导致了西班牙哈布斯堡王朝的覆灭。这时，就算下巴再大都无力回天了。

也所幸卡洛斯二世没有诞下后代，因为他的一生就是在无尽的痛苦中度过的。作为哈布斯堡王朝最后的子嗣，从理论上来讲，遗传性疾病在他身上是最严重的。他不只是表兄妹婚育的后代，此前，他的长辈（前6代）已经发生过9次乱伦。从出生那一刻起，他就没过上一天舒坦日子。正常的孩子长到2岁时，就已经是能说会唱、连蹦带跑的"混世魔王"了。但卡洛斯二世直到4岁都还未学会走路，且到8岁才学会说话。不过，就算他学会了讲话也没几个人能听得懂。因为他的舌头生来就异常肿大，能够塞满整个口腔。他一开口说话，唾液就止不住地往下流，完全没有一丝君王的威风。又因下巴和下颚严重突出，他的上下牙几乎无法接触，连日常咀嚼食物都成了难题。他一生都受消化不良的影响，还经常抽搐痉挛。艰难地被拉扯长大的查尔斯二世，还未享受几年青春就步入了"老年期"。才30岁他就老态龙钟，大腿、双脚、腹部和脸部都浮肿起来。此外，骨质疏松、肌肉无力、驼背、血尿症等也折磨着他。在去世前的几年，他几乎无法站立。

尽管满身缺陷，但为了延续哈布斯堡王朝最后的血脉，他还是使了浑身解数。他结过两次婚，却始终没有子嗣，38岁就抱憾而终。其中一任妻子就曾透露，卡洛斯二世有着严重的早泄问题。这种种原因也使卡洛斯二世获得了一个绰号"被施魔法者"（El Hechizado）。当时的人们就认为，他生理和心理上的疾病均拜巫术所赐。但他们哪里知道，这个施魔法的巫师就是嵌在卡洛斯二世体内的基因。

据最新的研究结果显示，卡洛斯二世生前至少受两种遗传疾病的折磨，由两个相互分离的隐性基因控制：

一是联合性垂体激素缺乏症，这影响了他的生长发育；

二是远端型肾小管酸中毒，新陈代谢的紊乱导致了他的阳痿、早泄与不育等问题。

这两种遗传病的联合，可以解释卡洛斯二世身上复杂的临床特征。

此外，研究者对哈布斯堡家族的 3000 名后代做出的研究表明：哈布斯堡王朝的创建者菲利普一世的近交系数[①]为 0.025，这就意味着他 2.5% 的基因可能与长辈一样。

但在短短 200 年（7 代人）以后，哈布斯堡王朝的近交系数就激增了 10 倍。到卡洛斯二世时，他的近交系数就已高达 0.254。换句话说，这 0.254 的近交系数已超过同胞兄妹乱伦产生后代的平均值了。

最值得玩味的是，哈布斯堡王朝的最初壮大，竟也源自婚姻。

事实上，在 1273 年鲁道夫·冯·哈布斯堡当选德意志国王之前，这个家族在历史上都是默默无闻的。幸运的是，他有六个可爱又迷人的女儿。在中世纪，联姻可是扩充实力必不可少的途径。而鲁道夫则将此法运用得炉火纯青，他的六个女儿都许配给了各国的帝侯或名门望族。所以身为名副其实的"国民岳父"，鲁道夫也从过去的默默无闻一跃成了国王。

"仗让别人去打，你结婚去吧！战神马尔斯给别人的东西，爱神维纳斯也可以给你。"这就是哈布斯堡的家训。

从 1273 年起，其家族成员就曾出任过神圣罗马帝国国王、皇帝，奥地利公爵、大公，匈牙利国王，波希米亚国王，西班牙国王，葡萄牙国王，墨西哥皇帝等。可能深知政治婚姻的重要性，为了使自家的完美血统更纯正，哈布斯堡家族开展了漫长的近亲联姻。

而由于多代近亲联姻，哈布斯堡也成了历史上第一个因近亲繁殖而覆灭的王朝。正所谓成也婚姻，败也婚姻。

[①] 近交系数的概念最初由塞沃尔·格林赖特提出时是作为结合的配子间遗传性的相关而赋予定义的，后来才由马尔科特（1948）给予了广泛的定义。近交的遗传效应可以用近交系数 F 来表示，即一个个体从某一祖先得到纯合的，而且遗传上等同的基因的概率。其中父女（母子）和同胞兄妹的近交系数 F 为 0.25、舅甥女（姑侄）为 0.125、表兄妹为 0.0625。

◎ ALVAREZ G, CEBALLOS F C, QUINTEIRO C. The Role of Inbreeding in the Extinction of a European[J],Plosone, 2009, 4（4）: 5174.

绝地求生：
大眩晕——游戏背后原始的现代病

如果想要让一种病症成为社会关注的焦点，那最好的办法就是将它捧为所谓的"现代病"。癌症、糖尿病、痛风这些常被人们以"现代"标榜的疾病确实在近几十年里呈现爆发式增长。可但凡对这些疾病有所了解就一定知道它们非但不现代甚至非常古老，只不过是在现代较高的发病率和确诊率让它们显得很像"新生儿"而已。还有一类流行于社交网络的年轻人专属病症，诸如选择困难症、密集恐惧症、只发作给别人看的强迫症，以及不标榜自己有病不舒服症。

这堆眼花缭乱的病症中藏着一个真正可以称作"现代"的症状。

不知道有多少人有过这样的经历。忙碌了一段日子终于闲了下来，想起不久前几位好友都极力推荐过的一款射击类游戏。趁着难得的闲暇，终于有机会安装游戏消遣一番。一切就绪，拉上了好友们一起进入游戏打算战个痛快。可正当你在语音软件里高亢呼喊之时，突然感到一阵强烈的不适猛烈袭来。

头晕目眩，恶心反胃，你躺在床上两个小时才缓了过来，仿佛在地狱走了一遭。这样恐怖的经历不得不让人怀疑是不是身体出了毛病。

其实大可不必担心，这种症状是一种特殊的眩晕症，一般也称作"3D眩晕症"。"3D 眩晕症"通常在玩拟真的立体空间游戏时出现，是名副其实的由现代科技所引发的症状。大多数第一人称视角的游戏都能引起眩晕症发作，但受到多种因素的影响，程度有所不同。其原因是大脑无法找到现实与虚拟的界限，迷失在快速运动的视觉与静止的身体的矛盾之中。

用通俗的话语来解释，眼睛接受了来自显示器上逼真的运动画面，欺骗我们的大脑产生了沉浸式体验。这时自主神经[①]综合身体各部位的状态，发现只有视觉系统传达了正在运动的信息，而诸如平衡感受器、肢体肌肉等参与运动的器官或部位传达的却还是静止的信息。

面对这种全新的奇怪体验，我们的身体自然无法理解，因为上百万年前的野外生活不存在也没见过这样的情况。以石器时代的标准判断，这可能是中毒了，身体就会发出催吐的信号。于是无法摆脱天旋地转的你就产生了恶心呕吐的冲动。

呕吐作为一种十分奏效的保护机制，也许拯救过无数条性命。从这点来看，出现 3D 眩晕症状的玩家们并非身体有什么疾患，反而是拥有某种强大的生存优势。每当谈起 3D 眩晕症就会联想到另外一类出现年代稍早一点儿的症状——晕车或晕船。晕车的症状与 3D 眩晕症状非常相似，但原理上又恰好相反。与玩游戏的情况不同，发生晕车时，我们的眼睛往往并没有接受充足的运动信息，但感受器却对车辆的运动了如指掌，二者互相冲突。显然，这个负责感受运动的感受器正是导致各种眩晕症的关键，它藏在耳朵的深处被称作耳前庭，是身体传达给肢体所有感官的重要中继站，也是最重要的平衡感受器。

我们用的智能手机之所以智能，不仅仅体现在先进的操作系统上，集成的众多传感器也是不能忽视的条件。像其中的陀螺仪，它能让智能手机感知自身在空间中的姿态变化，提供了一种全新的交互方式。而耳前庭充当的正是人体的陀螺仪。其中名为半规管的结构最为精妙，它由三个充满淋巴液的

---

① 自主神经系统无意识地调节身体机能。

半圆管组成。当头部发生转动时，由于惯性内淋巴维持原来静置的状态，挤压管内的毛细胞，从而感知到角加速度的变化。而这三个半圆管两两互成直角，覆盖了整个空间。

同样的，另外两个结构——椭圆囊和球囊以相似的原理感受直线加速度的变化。正是因为这样精妙的结构存在，我们才能不依靠视觉单独感知运动。即使是坐在车里玩手机，我们的身体也能清楚的感觉到车辆每一次转向、加速和急刹。晕车时，耳前庭和眼睛的矛盾无法调和，于是身体又以为你中毒了，立马提高了警惕。随着飘来夹杂着机油味的汽车废气，中毒的判断已成定论，一阵强烈的呕吐欲袭来，完成了晕车最华丽的收尾。实际上，无论是"晕3D"也好晕车也罢，在了解透彻其机理之后，解决的办法自然就浮出水面。

总的来说缓解的办法可以分为两大派系，沉浸派和抵抗派。

沉浸派认为，想要消除多种知觉的冲突，应该有意识地主动沉浸让身体认为真的在运动。例如在玩3D游戏时，主动跟随视角略微转动身体，甚至连抖腿都能适当缓解不适；对晕车而言则是选择视野开阔的位置打开车窗，风和运动的景物能最大限度地让身体相信的确在运动。

而抵抗派则完全相反，想尽方法让身体认为感受到的只是虚幻。像将游戏画面缩小、不时注视显示器外的静止物体、保持房间光线充足都是把身体拉回现实的方法。不过这种理念对晕车没有什么好的解决方法，一般只有闭眼睡觉这种逃避的方案。当然，还有一群依赖药物的受害者自成一派。服用晕车药立竿见影，的确能迅速缓解恶心呕吐的症状，不失为一种方便的选择。不同成分的药物有不同的作用，晕车药分止吐、镇静，以及阻断中枢反应几种。

但千万不要以为晕车药能解决一切眩晕的问题，让你的抗眩晕能力飞升至飞行员一般的水平。日本一位小哥就想靠晕车药在原地转圈走直线的游戏中作弊，没想到却发现了有趣的事情。准备阶段，他吃下了3颗晕车药（是安全范围内最大的剂量），静等半小时药效渐起便信心满满地开始了游戏。他头抵着棒球棒一口气转了50圈，丝毫没有任何眩晕的感觉，便径直向前冲去，但结果他还是摔得不轻。事后小哥表示这个晕车药的效果确实不错，让他体验到了没有眩晕感的平地摔。

可以发现，晕车药抑制的仅仅是眩晕带来的种种不适反应，并不能让人真正适应那样的运动状态，是典型的治标不治本。另一个重要的原因是半规管在经历长时间的单向旋转后需要近30秒才能恢复正常状态。无论是谁都无法在这旋转停止后立刻找回平衡，这是由生理结构决定的。如果靠晕车药就能解决一切眩晕问题，那飞行员们没日没夜地进行抗眩晕训练岂不是虚度光阴？

不过，飞行员的例子也给我们对付眩晕提供了新的方向——提高阈值[①]。实际上对于"晕3D"或者晕船晕车这样的非病变眩晕，人与人之间的差别只是阈值的高低。只要够猛烈谁都会吐，只是有的忍耐力惊人，有的弱不禁风。

想要免疫各种眩晕，那就多多受苦吧。进化远远赶不上科技的变化，但我们却可以选择用脑子来对抗原始。当你经历过从想到汽车、闻到汽油味就忍不住吐出来，到坐着大巴过五连发卡弯还能淡然自若地玩射击游戏的蜕变，一定会更加懂得吃得苦中苦方为人上人的真谛。

参考资料

◎ 于海玲，刘清明. 成人骨半规管的观察和测量 [J]. 青岛医药卫生 ,2003,(03):169-171.

◎ 沈双. 内耳前庭半规管平衡机制生物力学模型研究 [D]. 大连：大连理工大学 ,2013.

◎ 王鸿藻. 晕船车用药选择 [J]. 中国城乡企业卫生 ,1990,(03):39-40.

◎ 彭丽君，余汉华. 抗晕动症药物药理研究进展 [J]. 中国医院药学杂志 ,2004,(02):47-48.

---

① 阈值即是临界值，在生物学上代表某个能引起个体发生反应的最小刺激，也可以通俗地理解为敏感程度。

X 光脱毛、试鞋、选美，
那些玩 X 光的勇士最后都怎样了？

　　在商人们建起的保健品帝国里，任何带有高科技属性的产品都能轻易地爬上"鄙视链"的顶端，奇葩产品我们已经见得太多了。对于新兴且复杂的技术，消费者们盲目追捧的习惯其实从来就没有改变过，国内令人感到迷惑的产品层出不穷，西方世界同样半斤八两，甚至可以算是我们的"老前辈"。

　　百年前，X 射线和放射性物质被发现，许多令人匪夷所思的放射性产品应运而生。自从伦琴对世界公布了第一张由 X 射线拍摄的手部照片，人类对这种神秘射线的热情从未减退过，伦琴也因此打开新世界大门，获得了第一届的诺贝尔物理学奖，而 X 射线在之后的一个世纪里共催生了多达 25 项获诺贝尔奖的研究。

　　然而，最早的一批 X 射线设备不全是给科学家们研究用的，还有相当一部分是来自民间的发明创造，比如 X 射线脱毛。

　　时至今日，脱毛仍然是困扰无数女性的难题，对天生多毛的欧美女性更是如此。在 X 射线被发现之前，唯一的永久脱毛方法是电击。这种方法用导电针头深入毛孔，释放电能破坏毛囊，过程缓慢又痛苦。

　　早在 X 射线被发现的第二年，美国范德比尔特大学的达德利博士就使用它给一名头部中弹的孩子检查弹片位置。这个为科学献身的孩子的头部被 X

射线照射了1个小时，被照射的头发也完全脱落。后来，关于毛发脱落的报告越来越多，一位研究者发现X射线可能是个除毛的好方法，他花了12天，共计20小时的照射时间，成功除掉了一位大汉浓密的背部汗毛，X射线脱毛法自此诞生。一些来自中东或有地中海血统的女士面部的汗毛比较重，尤其是唇毛又黑又密，她们就成了第一批吃螃蟹的人。

　　由于辐射剂量过大，早期的X射线脱毛设备可能会引起皮肤的急性反应，比如灼伤、皮肤增厚等。这引起了医学界的批评。阿尔伯特·盖瑟就是反对者之一。不过没多久，他反手就研制了一种改良X射线管，号称安全无害。在20世纪20年代，他作为医疗总监加入了一家新公司特瑞克（Tricho），这家公司推出了一套X射线脱毛系统，并培训没有医疗资质的员工在美容院上岗操作。

　　实际上，所谓的新型X射线脱毛法是换汤不换药，很多接受脱毛治疗的女士开始出现面部浮肿、角质层变厚等症状。在此起彼伏的抵抗声中，Tricho公司破产了，但它留下的恐怖后果才开始显现。

　　到了20世纪40年代，许多曾经接受过X射线脱毛的女士开始患上皮肤癌，陆续去世。有研究统计，截至1970年，因皮肤癌去世的女性中约有三分之一曾接受过X射线的"治疗"，从首次暴露在X射线下到罹患癌症的平均时间为21年。因为这些爱美女性的症状与广岛核爆炸幸存者的症状颇为相似，医学上也称之为"北美广岛少女综合征"。

　　除了专攻爱美女士，早年的X射线还有一些"老少咸宜"的应用，比如X射线试鞋机。这种发明最早出现在20世纪20年代的鞋店里，结构并不复杂，木质外壳中内置X射线管，使用者把穿着鞋子的脚放进指定的区域内，通过上方的透镜就能观察到鞋子的合脚程度。由于形式独特，X射线试鞋机几乎成为鞋店必备，深得小朋友们的喜爱。在20世纪50年代最巅峰的时期，全美至少有10000台X射线试鞋机，但与其说它是一种辅助试穿的工具，不如说它就是鞋店的一种营销工具，毕竟鞋合不合脚，脚最清楚，跟看起来如何没有关系。

X射线试鞋机不仅伤害了试鞋者，也伤害了在试鞋机旁边的人。由于木质的机器外壳对X射线几乎没有屏蔽作用，所以只要在机器旁边就会受到二手辐射。此后，孩子脚部骨骼发育不良的病例报告越来越多。X射线试鞋机也就在骂声中被禁用了。同样的，它留下的伤害多年后仍然存在，到了20世纪70年代，足癌在中老年人中的发病率开始升高，原因不言而喻。

X射线在民间的应用远比我们想象的更多、更深入，一些选美比赛也赶上了这股使用X射线的浪潮。在20世纪50年代和60年代，X射线成了选美比赛中证明"内在美"的重要工具，除了美貌、身材、个性，选手还需要在X射线下摆出绝对平衡的姿势来展示自己完美的脊柱。参赛选手的X射线脊柱照片得分甚至能够占到最终评分的50%。这种畸形的选美比赛也吸引了很多整脊医生和健康床垫的支持和赞助，反倒没人关心这些年轻少女们的健康。用不健康来宣传健康，仔细想想还真是讽刺。

看到这里，你或许会认为当年盲目追捧X射线的普通百姓是最大的受害者。实际上，在第一时间就投入到X射线研究中的科学家和医生们才是最大的受害者，他们的遭遇在一百年后的今天仍然令人触目惊心。勋伯格是德国的第一位X射线专家。考虑到德国是最早研究X射线的国家之一，他至少也是世界上最早一批精通X射线的人。勋伯格对X射线的研究是狂热的，他不仅自己研究X射线，还创办了《X射线新进展》（*Deutschen Röntgengesellschaft*）期刊、撰写了X射线的教科书，鼓励大家一起来研究。

然而，勋伯格和众人一样，几乎完全对X射线不设防。在1908年，X射线发现后的第13年，勋伯格的双手由于长期暴露在X射线下，罹患皮肤癌，被截去了整条左臂和右手的中指。13年后，勋伯格去世，享年56岁。无独有偶，同样来自德国的吉赛尔和好朋友沃克霍夫突发奇想，在牙科手术前用X射线对病人先行诊断，第一次将X射线引入了牙科手术中。吉赛尔的命运同样悲惨，毫无意外地死于过度接触X射线引发的癌症。在伦琴的故乡，有一位名叫克劳斯的X射线专家，他的左手因被X射线过度照射也癌变了。他将自己癌变的手完整地截下保存在伦琴博物馆内，断手为戒，警醒后人不要盲目投身未知的领域。

1896 年，发现 X 射线的消息刚传到美国，发明大王爱迪生就嗅到了其中的商机，用穷举法试验了超过 1800 种化学物质，终于找到了一种比氰亚铂酸钡更好的 X 射线荧光材料——钨酸钙，他还制作出了风靡世界的方锥型头戴观察仪。不过，随着对 X 射线研究的深入，爱迪生渐渐地感觉自己的左眼出现了异常，身体总是莫名其妙地出现不适。冥冥中，他感觉到了危机，于是将 X 射线管的预热工作交给了最得力的助手达利。所谓预热，其实也就是把手放在 X 射线源和荧光屏之间，等到手部的骨头清晰可见的时候就算预热好了。

达利预热 X 射线管的工作干了几年，手部和脸部就出现了损伤，后来截去了整个左臂和右手四根手指，仅剩下一根手指用来操作仪器，再后来他永远失去了胳膊。达利做了 8 年预热 X 射线管的工作便失去了生命，年仅 39 岁，成为美国第一个为 X 射线献身的勇士。同样受害的还有那些外科医生，美国整形外科学会主席率先使用 X 射线做手术，被赞誉为"最巧的手用最好的机器做最棒的活儿"。结果不出两年，人就驾鹤西去了。

据一些书籍记载，为研讨 X 射线而成立的伦琴学会，在 1920 年举办了一次晚宴。晚宴上，大多数人看着面前香喷喷的烤鸡落下了悲伤的泪水，甚至指责主办方用烤鸡羞辱了他们作为一名 X 射线专家的尊严。因为参加宴会的 X 射线专家里，能够用双手灵活吃烤鸡的人寥寥无几。在当时，一双健全的手在圈子里或许代表着不专业。

最后不得不提的是 X 射线的发现者伦琴，他在获得了诺贝尔物理学奖后就隐退了，只是偶尔发声反对以自己的名字命名 X 射线，又拒绝受封成为贵族，一直活到了 78 岁。

◎ ANDERSON E S.10 Ways Our Ancestors Killed Themselves In The Name Of Fashion: ListVerse[EB/OL]. [2015-11-11].https://listverse.com/2015/11/11/10-ways-our-ancestors-killed-themselves-in-the-name-of-fashion/.

◎ SANSARE K, KHANNA V, KARJODKAR F.Early victims of X-rays: a tribute and current perception [J].Dento maxilla fac Radiol, 2011 Feb, 40(2): 123 - 125.

◎ ROSEN I B, WALFISH P G.Sequelae of radiation facial epilation (North American Hiroshima maiden syndrome) [J]. Surgery,1989,106(6):946-950.

◎ Limer E. The Insane Cancer Machines That Used to Live in Shoe Stores Everywhere: Gizmodo[EB/OL]. [2013-07-15]. https://www.gizmodo.com.au/2013/07/the- insane-cancer-machines-that-used-to-live-in-shoe-stores-everywhere.

◎ Lavine M. The Early Clinical X-Ray in the United States: Patient Experiences and Public Perceptions[J].Journal of the History of Medicine and Allied Sciences.2012, 67(4):587 - 625.

CHAPTER 4

第4章

古怪的心理：
聊聊心里那点事儿

凶杀现场 37 人旁观却见死不救，
不是人性扭曲而是媒体作假作恶

如果你在路上恰好目睹了一桩奸杀案，你会怎么做？是冲上去与凶手搏斗，躲起来悄悄打电话报警，还是明哲保身匆忙绕路走？

50 多年前，美国就发生了这样一件惨案。不只是作案手法残忍，更有 37 位旁观者冷漠地视而不见。这起案件当时瞬间点燃人们对人性冷漠的愤慨。于是社会心理学家据此得出了著名的"旁观者效应"。

美国的 911 国家紧急电话也是在这起案件的推动下才诞生的。

然而，近半个世纪后，人们才发现这起案件原来是假新闻。

凯蒂·吉诺维斯是一家酒吧的经理。1964 年 3 月 13 日凌晨 3 点左右，她和往常一样下班回家。如此稀松平常的一天，砸在时间的长河里不会激起一点儿水花。但这一天对吉诺维斯来说，却是难以想象的噩梦。还有大约 100 步就能回家，然后瘫倒在舒服的软床上。然而这 100 步不是吉诺维斯与家的距离，而是生与死的距离。空气中弥漫着危险的气息，一个尾随者突然扑向吉诺维斯。吉诺维斯撒腿就跑，却跑不过对方手中的猎刀。吉诺维斯忍受着剧烈的疼痛一边逃跑，一边哭着呼喊救命。在这场实力悬殊的对决中，吉诺维斯的反抗逐渐失效。凶手对她实施了残暴的性侵，拿走她身上的现金逃走了。倒在血泊中的吉诺维斯，绝望地等待着不知道是否存在的救援。

凶手的杀人手法极其残忍。整个过程持续了大约30分钟，直到3点50分，警察局才接到了一通报警电话。4点15分，一辆救护车到达现场。而吉诺维斯却在送往医院的途中离开了人世。

6天后，警方在调查一起抢劫案时拦截了一辆车。在这辆车的后备厢里，他们发现了一台可疑的电视机。经查证，这人作案几十起，是个不折不扣的盗窃犯。不仅如此，警方还从这个盗窃犯身上得到了意外收获。警方发现他驾驶的白色雪佛兰轿车与6天前在凶杀案现场目击者描述的车型一致。而这个盗窃犯手上一个不寻常的伤口结痂，也引起了警方的怀疑。经过深入调查发现，这正是杀害吉诺维斯的凶手——温斯特·莫斯利。这起抢劫案意外地让警方抓到了凶手。

29岁的凶手莫斯利其实并不认识吉诺维斯。6天前的那个晚上，莫斯利在家睡不着觉，才到外面开车兜风。当发现深夜独自一人的吉诺维斯时，有恋尸癖的莫斯利才起了杀心。他还承认在吉诺维斯之前，也以同样的手法杀害和性侵了两名女性。不光如此，他还犯下几十起入室盗窃案。

在当时那个不安定的社会里，这甚至算不上一起轰动的案件。警方关注凶手犯罪情节，媒体却对案件背后的人性进行了深度挖掘。在一位新闻嗅觉敏锐的记者看来，这起案件实在是不寻常。

吉诺维斯当时已经进入了住宅区，撕心裂肺的呼救难道没有吵醒附近居民吗？结果他发现，不仅有居民透过家里的窗户看到了这桩惨案，可怕的是他们对此完全视若无睹。安倍·罗森塔尔是《纽约时报》（*The New York Times*）的一位编辑。他一直密切关注着这起案件的进展。凶手的人性之恶并没有让他感到太惊讶，反而另外一个小细节引起了他的关注。他从负责此案的纽约市警察局局长口中得知，案发当时附近的目击者多达37人。

这个细节让罗森塔尔浑身起了鸡皮疙瘩。37双眼睛注视着弱小的吉诺维斯惨遭欺凌、杀害，却没有给予任何救援。

罗森塔尔顺着这个思路得出了一个"细思恐极"的结论。他认为，旁观者的人性冷漠才是造成吉诺维斯悲剧的真正原因。在他看来，这起案件的"凶手"不止一个。这群冷漠的旁观者对吉诺维斯造成的伤害一点儿也不比凶手小。

于是他洋洋洒洒地写了一篇文章，详细描述这起案件以及37双注视死亡的眼，全文充斥着对旁观者见死不救的行为的批判与愤慨。这篇文章刊载于《纽约时报》的头版。《纽约时报》在全美一向拥有广泛的读者。读者们的情绪显然被文章所渲染的氛围调动了起来。于是这起事件逐渐扩散、发酵，在美国引发了不小的震动。而人们讨论的焦点自然也是对案件中旁观者心理的揣测。

随着报道的进一步传播，痛斥冷漠旁观者的舆论风暴席卷全美。这起事件也引发了社会心理学家对旁观者心理的研究。比布·拉泰和约翰·达利两人由此提出了著名的"旁观者效应"——当有两个或两个以上的人在场时，个体会倾向于不对受害者提供帮助。

他们据此还开展了一场实验。

参与者分为独处和处在群体中两种情况，他们同样见证了一位女士遇害的场景。独处的参与者中有70%选择打电话求助，而群体中的参与者只有40%提供帮助。实验结果显示，旁观者效应不仅存在，而且在场人数越多，人们会越倾向于不提供帮助。而美国当局也反省，当时不完善的法制体系也是这一案件的一大诱因。如今全美国通用的911国家紧急报警电话，也在吉诺维斯案发生4年后推出使用。不仅如此，美国还出台了一部《见义勇为法》。这部法律专门用来规范旁观群众的行为，鼓励旁观群众在暴行面前给予救援。数十年过去了，吉诺维斯案也本该尘埃落定。

可谁又能想到，在30多年后，案件竟然发生了意想不到的惊天转折。原来饱受骂名的37位旁观者根本不存在，当时现场的目击者也只有两三人。而当年发表在《纽约时报》上的那篇文章也被扣上"假新闻"的帽子。

被埋藏了多年的真相，怎么突然一览无遗地暴露在大众面前呢？揭开这场误会面纱的主力是吉诺维斯的弟弟，比尔·吉诺维斯。

在案件发生时，比尔才十几岁。几年后，他参加了越南战争。在战场上，比尔保住了性命，却失去了双腿。比尔如今已年过半百，但他对于姐姐的死仍然耿耿于怀。为什么这 37 位旁观者没有对姐姐伸出援手？既然自己的人生已经落到这个地步，他觉得是时候弄清楚姐姐死亡的真相了。于是他到处走访，尽量找回那 37 位旁观者，听听他们的说辞。毕竟时隔多年，大多数目击者可能都已经不在人世。比尔首先找到了姐姐生前的好友索菲·法拉。

年迈的索菲口述还原当时她所知道的场景。当她看到吉诺维斯被袭击时，她第一时间安抚好当时 12 岁的孩子。然后火急火燎地从家里冲出来，跑到吉诺维斯身边。但是当时凶手已经逃跑，吉诺维斯也已经奄奄一息。这幅画面显然与多年前的文章内容有明显的出入。索菲的证词与新闻报道之间有差异，到底应该相信哪一方？比尔继续展开调查，终于发现了当中的问题。原来曾经火遍全国的那篇文章，是一篇假新闻。

其中最关键的"37 名旁观者"的信息，就是严重的谬误。他找到当时撰写那篇文章的记者，了解具体情况。然而他却惊讶地发现，这个数字只是记者听警察局局长在饭桌上随口说出的。按照警方的记录，真正目睹了案件的目击者只有寥寥几人。而且目击者并不都像文章中描述的那样，冷漠地在旁观望。当时大多数人已经熟睡，对外面的惨案一无所知。但凡知道吉诺维斯正在受害的人，多少都做出了力所能及的救援举措。其中只有一位，确实出于恐惧，没有立即拿起电话报警，而是爬墙溜到邻居家里，打了报警电话。

由于写旁观者漠视或许更能吸引读者，于是记者对文章内容做出了虚假的调整。他缔造了根本不存在的目击者对当时场景的描述，打造出冷漠的旁观者形象。而对于施予救援的旁观者，却几乎是选择性地忽略。片面的新闻报道把舆论引至错误的深渊。迟来的真相总算拨开了乌云。比尔释然了，那些目击者并没有想象中的那么不堪，而有失严谨的新闻报道错误地给人性铐上了一道冰冷的枷锁。

尽管从某种意义上说，吉诺维斯案为美国社会带来了一定的正面影响，这个假新闻在人群中的传播产生了某些积极的反响，但这顶多算是一场幸运的巧合，并不能因此赞扬假新闻。媒体的报道一旦出现偏差则会错误地引导舆论方向，所以新闻报道一定要真实，符合客观实际。

◎ Murder of Kitty Genovese: Wikipedia[DB/OL]. [2020-07-09]. https://en.wikipedia.org/wiki/ Murder_of_Kitty_Genovese.

◎ MCFADDEN R D, MOSELEY W. WhoKilled Kitty Genovese, Dies in Prison at 81: The New York Times[EB/OL]. [2016-04-04]. https://www.nytimes.com/2016/04/05/ nyregion/winston-moseley-81-killer-of-kitty-genovese-dies-in-prison. html.

甩不掉的"魔音"，
人类的本质是一台复读机？

几乎所有人，都有过被某段音频"洗脑"的经历。而随着短视频越来越火，这些"上头"的旋律更是让人欲罢不能。

就算你不看短视频，甚至彻底"戒网"，那些喜欢音乐外放的朋友，也分分钟给你强行科普。广场、超市、百货商场、地铁，随处充斥的"魔音"根本没有人能摆脱。

即便逃离了现场，但魔音已经牢牢地印在你的脑海里，就等待一个机会爆发了。于是，当你开始认真学习、工作、吃饭、散步、洗澡、睡觉，这段旋律就会冷不丁地入侵，并在你脑内不断循环，简直是魔音绕耳、烦不胜烦。

那这挥之不去的魔音，到底从哪里来？其实，是你耳朵里长了耳虫（Earworm）。

别怕，此虫非彼虫。"耳虫"一词最早源于德语中的"Ohrwurm"，指的是记忆中突然弹出，并且不断循环的一段声音。而作为一种记忆，这段音频可以是一段小曲，是经典游戏《超级玛丽》的背景音乐，甚至可以是一声奇怪的叫卖。

而在学术界，耳虫则有个更正式的名称，叫作"不自主的音乐想象"（involuntary musical imagery，简称INMI）。从字面意思就可以看出，这属于一种非自愿记忆，我们根本无法自己操控。这有点儿类似于神游和做白日梦，你无缘无故地就想起了某件事或某个人。

其实，这条在你脑子里钻来钻去的"耳虫"，也可以用认知瘙痒（Cognitive itch）的理论来解释。

想象一下，你的手臂被蚊子叮肿了，是不是很想挠？但千万别冲动，因为你一旦开始给自己挠痒痒，就会陷入越挠越痒、越痒越想挠的无限恶性循环。

是的，"耳虫效应"也具有同样的性质。我们越是用意志力克服，想让自己不去想它，它就越难以消除。因为当你试图不去想一件事情时，你就已经在反复检查自己是否在想着它了，而这反而会让人陷入死循环。

耳虫，可以说是人皆有之。一项以12000人为样本的调查就显示：99%以上的人偶尔会遭到耳虫入侵；还有92%的人，每周就至少有一次耳虫入侵。

但这种被音乐"洗脑"的现象也存在着较大的个体差异，与一些人格特质相关。例如，平时更容易犯强迫症，又或者更神经质的人群，也更容易被耳虫入侵。而相对来说，女性被耳虫困扰的周期往往更长更持久。

另外，对音乐更为敏感，或受过音乐训练的人群，耳虫效应也来得更加频繁、明显，也更难消除。

所以说，对一些音乐人而言，这种"魔音"入脑的困扰比对普通人也要大得多。因为如果脑内一直回旋着一段自己不想听的音乐，那将影响到他们的正常工作。

例如，在几百年前，莫扎特的孩子就已经懂得利用耳虫来入侵莫扎特的大脑了。他们会在楼下弹奏某段旋律，以激怒楼上的莫扎特。而莫扎特很快就会忍受不了冲下楼，将这段旋律编写成曲。

流行歌曲千千万，总有一首能让你难以忘记。正因为这种感觉是相通的，才诞生了无数的"神曲"。那么，要如何打造一首让人疯狂长耳虫的歌曲？

事情当然没那么简单，如果我们能准确地找到具体方法，那许多流行曲作家就都得失业了。不过，这类歌曲倒也有一些共同特征。

1.节奏更快的歌曲，比节奏更慢的歌曲更容易让人长耳虫。

2.有歌词的音乐，比没歌词的音乐更容易"洗脑"。据统计，73.7%的耳虫都是有歌词的。

3.歌词较简单，重复乐句较多就越容易"洗脑"。

4.音符较长且音程较短，更有利于记忆与传唱也就更容易"洗脑"。

5.简单的旋律模式，在反复的小节中先升调再降调。例如我们最熟悉的"一闪一闪，亮晶晶"。

6.意想不到的冲击力也很重要。在相似的音乐结构中，"洗脑"歌曲往往会加入一些不寻常的旋律。

此外，耳虫的长度一般为15~30秒，而这与一些短视频平台的策略不谋而合。在社群媒体发达的今日，这类短平快的病毒式音乐，早已杀出了一条血路。

而广告行业，更是将耳虫效应运用到了炉火纯青的地步。对商家来说，他们巴不得自己的产品和品牌在消费者脑海中永远回荡。

所以，很多广告内容本身，就自带触发耳虫的属性。结构简单且大量重复的关键字，让人想忘都忘不了。

而在未来，已经尝到甜头的商家也只会加大力度制造耳虫。大家应该也能明显感到，这些"洗脑"神曲更新换代的速度是越来越快了。

幸好，一般来说耳虫是无害的。有相当一部分的人甚至觉得，耳虫能让他们感到轻松和愉悦。只是更多时候，不断重复的旋律也会让人产生焦虑和烦躁的情绪，特别是在一些关键时刻，阴魂不散的耳虫是真的要把人逼疯。

那么，有什么有效的"驱虫"方法吗？根据过去的研究，研究员也给出了一些理论上可行的方法。

1.正面对抗。有一派科学家认为，耳虫之所以会产生，是因为你没能把歌听完，或者没能把歌记下来。

事实上，耳虫都是高度碎片化的，一般会卡在某句或某几句重复歌词上。我们记忆未完成或被打断的任务，会比记忆完成的任务记得更加牢靠。这在心理学上也被称为"蔡格尼克效应"（Zeigornik effect）。

所以说，这种脑内循环的碎片化音乐记忆，寿命也更长更顽固。这时，你只需要静下心来，掏出耳机把整首歌听完，或许就能暂时摆脱耳虫了。

2. 分散注意力。大脑认知能力是有限的。这也就是俗话说的，一心不能二用。如果我们通过另外一些活动，激活了与耳虫产生相关的工作记忆组件，魔音就会被驱赶出大脑。

与耳虫相关的工作记忆组件，叫作语音循环（Phonological loop），包括短期语音存储和发音循环。你与人交谈、看电视节目、听歌、唱歌，甚至是背元素周期表和圆周率时，都会占用到该工作记忆组件，耳虫自然也得靠边站。

不过，在这里不建议你听另一首"洗脑"的歌，因为这可能会让你从单曲循环，变成列表循环。

3. 咀嚼口香糖。有研究显示，咀嚼口香糖不但能帮你缓解耳虫效应，甚至还能让你暂时不去回想那些你不愿意回忆的恶语。

这同样涉及阻断耳虫产生的工作记忆。只是，与看电视、听歌、背单词相比，嚼口香糖要省事得多。咀嚼的动作会用到嘴巴、舌头、牙齿等发声器官，这些能产生语言的器官动起来，就能有效抑制大脑的声音记忆与循环。所以说，别在背课文时嚼口香糖，容易忘记内容。

4. 给自己一个强度适中的认知任务。例如想想这周的日程，早上吃什么、中午吃什么、晚上吃什么等。

但需要注意的是，这个认知任务不能太简单也不能太难。当事情太过简单，例如刷牙、洗脸、洗澡、走路、骑车时耳虫是最容易乘虚而入的。但当事情太难时，效果可能也不好。例如让你思考人生的终极意义等太深太广、且无法获得及时反馈的难题，反而会适得其反。

另外，剑桥大学的研究人员，也设计出了一个行之有效的耳虫驱散法。那就是以每秒一次的速度，在大脑中生成随机数，注意数字不能重复出现。

5. 让耳虫再飞一会儿。这种放任自流的做法，刚好与前面几种积极的应对方法相反。从耳虫的认知瘙痒理论可知，我们几乎无法靠意识去克服某种意识的产生，因为这会让自己陷入越克制越忍不住去想它的困局。

　　倘若耳虫来势汹汹，我们在想方设法地消除它们，但很多人在采取措施后还会去检验这种方法到底有没有效果。这样做的后果是，耳虫很可能就卷土重来了。所以此时，想阻止一种意识产生的最有效方法，就是不采取任何积极的应对方法，什么都别干。

◎ Earworm: Wikipedia[DB/OL]. [2020-05-24]. https://en.wikipedia.org/wiki/Earworm.

◎ FARRUGIA N, JAKUBOWSKI K, CUSACK R, Stewart L. Tunes stuck in your brain: The frequency and affective evaluation of involuntary musical imagery correlate with cortical structure.[J]Consciousness and Cognition,2015,35:66-77.

◎ PAPPAS S, Why Do Songs Get Stuck in Your Head?: Live Science[EB/OL]. [2017-03-05]. https://www.livescience.com/58120-why-songs-get-stuck-in-head.html.

◎ BROWN H. How Do You Solve a Problem Like an Earworm?. Scientific American[EB/OL]. [2015-09-01] https://www.scientificamerican.com/article/how-do- you-solve-a-problem-like-an-earworm/.

◎ BEAMAN P, POWELL K, RAPLEY E. Want to Block Earworms From Conscious Awareness? B(u)y Gum!.[J] The Quarterly Journal of Experimental Psychology,2015.

他揭开了迷信的心理机制，
却无法破除自己被传虐童的谣言迷信

不可否认，断章取义是现代人容易犯的通病。人们往往在尚未了解事实前，就被情绪牵引着站好了队。即便最后真相并非人们所想，大众的看法也难以彻底扭转。至今仍有人坚信斯金纳（20世纪最具有影响力的心理学家）将亲生女儿虐待至死便是典型的例子。这个天大的误会来自1945年斯金纳发表在《妇女家庭》（*The Ladies' Home Journal*）杂志的一篇报道。大概是为了博人眼球，这篇文章被命名为"箱子里的孩子"，并且附上了配图。不少人一看到文章题目和图片，就立马联想到他是在拿自己的亲闺女做人体实验。

无独有偶，斯金纳还将这项发明命名为"子女控制机"。有人便想当然地认为这是冷冰冰的箱子，孩子在里面长大势必会身心受到摧残。不知什么原因，一则关于斯金纳拿女儿做实验，女儿长大后成精神病并自杀身亡的流言在街头巷尾传开了。之后，舆论如千斤重的巨石压在这位颇负盛名的心理学家身上，差点儿使斯金纳身败名裂。

但事实上，那个箱子里的女儿成长过程很顺利，还成了伦敦街头的艺术家。为了帮父亲澄清，她不得不一再地在各种场合露面，证明自己活得很好。在那篇被人们误解的文章里，斯金纳其实是在向广大父母分享自己的育儿经验。出于方便照顾孩子的目的，他和妻子才设置了这么一个婴儿箱。相应地，他们也从未想过要拿小孩进行实验。与人们所想象的冷冰冰的箱子不同，斯金纳的这个婴儿箱和普通的婴儿床区别并不大。为了让女儿健康成长，他们还在里面额外设置了温度调节器，吊上许多玩具。这样一来，当他们无暇照顾女儿时，女儿也可以自己玩耍。至于斯金纳的女儿，则从小到大都十分敬爱自己的父亲。

可谣言一旦形成之后，就很难被消灭了。

即便他的女儿一再出面发文澄清，但很多人以她的"死亡"为由，拼命谴责斯金纳。几乎每隔一段时间声讨斯金纳的文章以及他女儿的"死讯"就会再次出现。这令斯金纳的女儿十分愤怒。毕竟明明还在这世上活得好好的，谁乐意整天被人说死了。

不过，斯金纳本人对人们的做法倒也习以为常。他深知人们一旦对谣言信以为真后，便不会在乎真相究竟是什么了。除了热衷于轻信谣言之外，人们还常常迷信他人。我们知道纵使科学再进步，总会存在一些愚昧迷信的人。他们会盲目相信某个所谓"大神"的话。明明一眼就看出是两件毫无相关的事情，偏偏要硬扯在一起。

那么，为什么人类会如此热衷于迷信和盲从呢？斯金纳也早就注意到了这个问题，并用一系列实验揭开了迷信产生的核心机制。不过在讲述这个机制前，还得先了解家喻户晓的斯金纳箱以及老鼠实验。过去，人们一直认为动物与生俱来的本能是无法改变的。巴甫洛夫流口水的狗，就颠覆了这一传统观念。他用实验证实了动物的本能行为其实具有很高的可塑性。斯金纳心想，既然本能行为能控制的话，那有意识的非本能行为能否被控制？要是有这种可能的话，迷信是否与此有关呢？

为了解答这些问题，他打造了这个"斯金纳箱"。这个箱内设有一个控制杆，只要这个杆子被按压，就会有食物被投递进箱子里。当一只饥肠辘辘的老鼠无意中碰到控制杆，老鼠便会获得食物的奖励。若干次之后，老鼠就学会了有目的性地按压控制杆来获取食物。类似地，当给不按控制杆的小鼠电击，它们也会获得按压控制杆的条件反射，以此来逃避电击的痛苦。通过这个实验，他成功验证了动物的非反射行为是可以控制的。

值得一提的是，实验过程中发生了一次美丽的意外：

当实验室的老鼠食物快不够用了，斯金纳便临时改变了箱子的策略。它不再是当老鼠按压控制杆就给奖励，而是每一分钟只给一次奖励。这也意味着，老鼠可能按一次就能获得食物，也有可能需要按几十次才能获得食物。结果斯金纳发现这种随机的奖励，非但没有减少老鼠按压控制杆的次数，反而增加了按压次数。在后期的既有行为消除过程中，奖励不规则的情况下需要的时间也更长了。由此可见，随机的奖励结果，才能激起最强烈的反应。

在这些实验的基础上，斯金纳提出了"操作条件作用"这一概念。在斯金纳看来，在人和动物的各种行为中，更多的是操作性行为。也就是说，我们哪些行为会持续保持，哪些行为最终会消失，只取决于做出这些行为后得到的是何种强化（奖励 or 惩罚）。其中，间歇性的奖励还能使动物的行为更加持久。这也就是现在我们生活中常用的各种间歇制奖惩制度的原型。比如老虎机，则像极了专门为人类设计的"斯金纳箱"。

有了老鼠实验的基础，斯金纳便想，人相信某些迷信的行为是否跟某些被强化的刺激存在联系，即便这两者情况毫不相关？于是，斯金纳将老鼠换成了鸽子，并对实验进行了改进。这一次，不管鸽子在箱子里面做什么，他都设定每隔 15 秒落下食物。换句话说，鸽子每隔 15 秒就能轻而易举地得到一份奖励。若干次之后，他发现每只鸽子居然在进食前会重复出现某种怪异又有规律的行为。斯金纳在报告中写道，8 只鸽子中的 6 只产生了非常明显的反应。

"它们有的会拿头去撞箱子，有的会不断地仰起脑袋，有的用头去撞装置，有的不停地轻啄地面，有的逆时针转圈，还有的在摇头。"

要知道，这 6 只鸽子的行为都是在此前从未被观测到的。这也反映了这些新的行为和鸽子得到食物其实是没有任何关系的。可偏偏它们表现得却更像是认为做出这些行为就会产生食物似的，简单来说，它们变得"迷信"了。

那么，如果两次强化之间的间隔被拉长了，又会发生什么呢？斯金纳便选了那只摇头的鸽子继续实验。斯金纳特意将食物掉落的间隔时间从15秒慢慢扩大到1分钟。结果发现那只鸽子一直不停地摇头，像在跳一种怪异的舞蹈。这也就意味，这只鸽子确实认为毫不相关的摇头与获得食物产生了关系。这就好比古人前去拜神下雨。当偶然几次成功之后，他们便会把拜神与下雨这两件毫不相关的事联系在一起。之后，一到想要求雨的时候，便会去拜神祈福。

那我们要怎样消除鸽子这种类似迷信的行为呢？斯金纳想出的方法很简单，无论它摇多少次头，都坚决不再给它食物。猜猜看，它会不会放弃这种行为？果不其然，鸽子的热情慢慢退却，类似迷信的行为逐渐消退，最后完全消失。然而可怕的是，这只"跳舞"的鸽子在这种反应完全消退前，反复试探了一万多次。可以想象，迷信行为一旦建立之后，要想彻底消除是一件多么不容易的事。

而关于斯金纳女儿的谣言，也不是一两天就能在人们印象中根深蒂固的。早在斯金纳声名鹊起时，民间也不乏对他的恶意中伤，声称他借着斯金纳箱虐待小动物等。很自然地，当婴儿箱的图片出来之后，人们也很快就迷信他虐待女儿的谣言了。但事实上，斯金纳是一个好父亲。

而他的斯金纳箱并非拿来虐待动物，而是通过对它们的研究将行为心理学推向了顶峰。他创造的新行为心理学理论，至今仍影响着很多人。要知道，在那个年代，心理学研究尚处在初步发展阶段。

一方面，以弗洛伊德为主的精神分析仍处在重要的统治地位。他们对待精神病患者要么采取"心诚则灵"的方式，要么不断地让患者回忆过去，揭开伤疤。这些主观臆测的方式几乎对患者的病情没有任何帮助。

另一方面，行为主义先驱华生掀起过一场以实验为基础的行为心理学革命。但是由于他拿婴儿做实验的方式太过激进，很快就遭到人们的谴责和唾弃。眼看心理学走向科学的道路即将覆灭之时，正是斯金纳的出现挽救了这一局面。他改革了激进的行为主义，创造了自己的操作主义理论，重新将行为主义拉回正轨。

斯金纳是一个积极的社会实践家，将自己的理论推广到生活中的许多方面。首先是矫正精神病人的行为。他提出可以不断通过对精神病人的奖励，改善他们各种不适的行为。这种方法被证明是有效的，至今仍广泛应用于心理治疗领域。与此同时，斯金纳还将其推广到教学教育领域。

在斯金纳箱的基础上，他设计制造了风靡一时的程序教学机器。使用这种机器的学生，可以按照自己的能力设定适合自己的学习进度；而机器可以及时反馈学习情况，学生可以此调整自己的学习活动。这也是今天计算机教学的雏形。由于他的设计在实践应用中颇有成效，他在学术界获得了崇高的声誉。美国心理学会也先后于 1971 年和 1990 年授予他金质奖章和毕生贡献奖。

2002 年 6 月，一项心理学界调查将斯金纳列为 20 世纪最具影响力的心理学家。迄今为止，他的思想仍在心理学研究、教育和心理治疗等众多领域中被广泛应用。不过，斯金纳也同样遭受到广泛的争议。出于种种原因，有人对斯金纳顶礼膜拜，也有人对斯金纳不屑一顾，但那些仅凭虐待女儿的谣言就将斯金纳视为恶魔的做法是完全不可取的。

然而现实就是如此，揭开迷信真相的大心理学家，却无法摆脱人们迷信他虐女的谣言。

◎ Burrhus Frederic Skinner: Wikipedia[DB/OL]. [2020-06-20]. https://en.wikipedia.org/wiki/ B._F._Skinner.

◎ 施耐德. 疯狂实验史 [M]. 许阳，译. 北京：生活·读书·新知 三联 书店，2009.

◎ 格里格. 心理学与生活 [M]. 北京：人民邮电出版社，2003.

这些心理实验告诉你，
为何关系不好毕业时还要痛哭一场？

　　你有没有经历过军训结束后，大伙对教官依依不舍，哭得不能自已的场面？又或者是在毕业晚宴上，同学们抱头痛哭，恍如经历一场生离死别的情景？那一刻，你若是看到某个人无动于衷，可能还会认为对方冷血。可如今，同学大多不再联系，也早就忘记了教官长啥样。仔细回想，你当时之所以会哭可能并不是因为感情深厚，而是因为周围的人都哭了。如果真是如此，那么恭喜你，那时的你已经陷入"刻奇"（kitsch）的陷阱中去了。

　　所谓"刻奇"，原义指的是美学范畴的低俗品味，后著名作家米兰·昆德拉将其引申为人性中软弱的自我欺骗。它指的是廉价的、不真实的情感体现，目的是感动和讨好自己。比如，你哭不是真的伤心，而是因为你认为自己应该要伤心，并通过伤心来取悦自己。"刻奇"过去是指类似于个人的矫情，如今逐渐演变成了集体无意识的情感膨胀。我们在感伤的同时，会把它打造成某种崇高的情感，并借此来"绑架"别人。

　　比如"今夜我们是××人"等众口一词的表达就是集体"刻奇"的体现。

　　这一切背后更多的是我们的从众心理在作怪。

　　"从众"几乎可以被用在我们生活中的各个方面。消费、恋爱、就业、投资，等等都能搭上从众的顺风车。如果你心里清楚做某件事对自己意义不大，且在你的圈子里做这件事的只有你一个人，那你绝不会去做这件事。比如考某个含金量低的证书、报某个技能培训班，等等。一旦周围人都跑去做时，你也下意识跟着去做了。没错，从众现象在生活中无时无刻不在发生，可人类对从众的认识却始终停留在云里雾里的状态。从众跟生物的进化有何关系？它是一种自主选择的行为吗？刻意抵制从众就不是从众了吗？对此，科学家们也在不断进行着研究，并取得了新的突破。为了更清晰地认识从众现象，让我们先来重温历史上最经典的从众研究——阿希实验（Asch Experiment）。

20世纪50年代，美国心理学家所罗门·阿希设计了一项知觉判断的实验。他邀请了一群在校大学生充当被试者。实验的操作非常简单，他会给被试者两张画有竖线的纸片。要求被试者大声说出右边3条线段中哪条跟左边的线段一样长。显然，连小学生都能很快看出正确答案。

不过，阿希在实验的过程中要了点儿小手段。他安排6个研究助手和被试者同时参加测试，并重复18次。在前两次测试中，助手们和被试者会给出统一的正确答案。从第三次测试开始，这6个研究助手便开始从中作梗。他们会故意在被试者回答前说出一个统一的错误答案。剩下的15次实验中，助手们会选11次实验上演同样的戏码。那么，想象一下如果面临这样的情况，你会怎么做？是始终坚持自己的判断，还是说出和其他人同样的答案？ 也许你会想，这还用问吗？肯定是果断地选择前者。接下来的实验结果却着实令人大吃一惊。研究发现，有37%的人会跟随大流说出错误的答案。78%的人至少出现了一次从众。只有大约25%的人能自始至终保持独立，从未有过一次从众选择。

事后进行调查回访时，不少被试者表示自己清楚答案是错误的，但脑袋里却会有一种声音迫使自己要跟其他人一样。阿希实验表明，个人容易受到他人决策的影响，就算明知是错误的，一个人仍可能做出和多数人一样的选择。为了了解群体人数对个体从众的影响，阿希还改变了实验变量。结果发现当只有一到两名假被试者时，被试者基本不会受其影响，但一旦有三名或是更多的假被试者时，则会使被试者个人产生一定的从众倾向。因此，人类生活中无所不在的从众也就不足为奇了。实际上，不只是人类，动物界从众行为也并不罕见。比如我们熟知的行动非常统一的鱼群。

科学发现，它们一起游动并不全是为了觅食或调节水温，更多的不过是随大流而已。因为如果特立独行的话，就容易置身于危险的境地，甚至丧失性命。类似的例子，还有鸟群、蜂群、蚁群等。从某种意义上说，动物的从众是出于生存压力的一种本能行为。

那么，我们人类又为什么喜欢从众呢？一直以来，人们普遍认为从众主要是群体压力导致的。当处在一个集体中，做出与众不同的行为容易招致他人的排挤，甚至是孤立。要知道，很少人能在自己的团队中长期忍受厌恶而无动于衷。为了得到群体中其他成员的喜欢和认可，我们往往会自主地选择从众。此外，从众还可能是因为群体会提供有用的价值。这也反映了我们容易受到周围信息的暗示，并热衷于将他人的言行作为行动的参照。值得一提的是，这些人群暗示还可能会以集体妄想的荒诞形式出现，也就是，自发地散播错误信念，甚至表现为"群体癔症"。

比如中世纪的欧洲，修道院流传着"人是由动物所附身"的谣言。于是，一个信以为真的修女某天开始像猫一样喵喵叫。后来演变成了每天在特定的时间里所有的修女都像猫一样叫。更加荒谬的是，当修道院里的某个修女开始咬她的同伴后，那里所有修女都开始互相啃咬。之后，啃咬的狂热还扩散到了其他修道院，实在令人哭笑不得。

又比如说当学校、军队等集体场合中，人们纷纷说自己患上了某种疾病。当一个人说自己恶心胸闷时，其他人跟着说自己也出现了类似的症状，但仔细检查后，却没有任何人发生器质性的病变。无论是修女们学猫叫，还是集体患病，这都是群体性妄想的一种。而这些现象便是由人群暗示引起的，并在行动上进行了模仿。显然，这些暗示是人的一种不自主行为。

那么，由人群暗示导致的从众是否也是一种不自主的选择呢？

2005年6月，美国精神病学家格雷戈里·伯恩斯发表在《生物精神病学》

（*Biological Psychiatry*）的最新论文给了我们肯定的答案。他在阿希实验的基础上进行了改进，将判断竖线换成了三维物体。与此同时，他们会将被试者放置在功能性磁共振成像（fMRI）机器中，以此来跟踪被试者大脑的活动变化。实验时，他也重新上演了阿希实验同样的戏码。群体中的其他人会故意给出错误的答案来误导被试者。果不其然，被试者也有 41% 的次数与群体所给出的错误答案保持一致。

当其他人都说这两个三维图形一样时，被试者该做何选择？实验过后，伯恩斯便着手分析大脑活动的变化。如果从众是自主选择的话，那么管理意识决策区域将会发生改变。结果却显示，当他们做出从众选择时，前脑并无变化，而是右侧顶内沟的活动增加了。要知道，那里正是一个致力于空间知觉意识的区域。也就是说，从众时大脑没有进行决策，而是经历了感知的转变。就好比他听到别人说三维形状是正方体，那么他的大脑就自动"看到"一个正方体。

那些违背群体做出独立判断的被试者，其意识决策区域也没有发生变化。他们做出抉择时显示与情绪逻辑有关的右侧杏仁核和尾状核区域被激活了。对此，伯恩斯认为他们需要坚持继续采用逻辑面对强大的压力。这也是为什么多数派的答案看上去会比我们自己的看法更有吸引力。不过，如果这种社会压力非常明显，人们常常会进行反抗。

这种感觉在生活中也并不陌生。为了维护自己的独特性，有时我们还会特意寻求与别人迥然不同的观点。比如当被强制要求做某一件事的时候，我们往往更倾向于反抗。当我们和其他人太不一样时会感觉不舒服，但一旦我们和周围的人完全一样的话，也同样会产生不适感。这种不适感容易将我们推向另一个极端：只是为了反对而反对。比如对于开头提到的"刻奇"，当下也有许多人举起了反刻奇的大旗。但如果这种做法不是出于客观看法与评价，而是用反对来标榜自己的独特，那么，反刻奇其实也是一种"刻奇"。

如果从众是大脑不自主的选择，那么避免从众也是我们挑战本能的表现了。前提是这样的挑战还得建立在我们保持独立思考的基础上。

◎ BERNS G S, CHAPPELOW J, IINK C, etal. Neurobiological Correlates of Social Conformity and Independence During Mental Rotation[J]. biol psychiatry, .2005,58(3):245–253.

◎ Asch conformity experiments：Wikipedia[DB/OL]. [2020–05–26]. https://en.wikipedia.org/wiki/Asch_conformity_experiments.

◎ 景凯旋 . 关于 "刻奇" [J]. 书屋 ,2001,(12):56–60.

◎ 王文捷 . 论 80 后的 "刻奇" 与反 "刻奇" [J]. 天津师范大学学报（社会科学版）, 2015(04):17–20.

作者后记

你好，我是 SME。准确地说，我们是 SME。很多人第一次看到我们的名字都会感到疑惑，SME 是何意思？这三个字母可以有无数种解释，正如我们每个人接触科学的无数种理由一样。在我们这里，它有一种解释是 Science Medium Entrepreneurship 的首字母缩写。非正式的版本，你可以理解是 Science and Me。

有的人因为热衷于技术新颖的产品而开始了解科学技术，有的人因为对未知的好奇而开始探索宇宙，有的人因为对脆弱生命的怜惜而开始研究生命科学。但对普通人而言，了解科学技术的方式往往是通过媒体以及书籍。

我们很早就已经察觉到了这条道路的崎岖。随手打开那些门户网站的科技频道，满屏充斥着的是消费电子产品、商业公司新闻、产业行业动态，等等。我们曾思考：这与百年前报纸上的那些商业新闻有多大的差别？细细想来只不过是因为我们所处的时代给这些内容蒙上了一层名为"科技"的包装纸罢了。

就像来到一处完全陌生的古城，初涉科学的我们也并不知道去向何处，也会留恋于商业区迷眼的灯红酒绿，也会错过深巷里破败却韵味无限的沧桑。我们和很多人一样在科学的世界里头晕目眩，但我们不愿意变得迷失。我们想要记下每条走过的路，写出我们心中最好的科学世界漫游指南，这也正是"DIZZY IN SCIENCE（醉心在科学）"诞生的初衷。

科幻电影《银河系漫游指南》（*The Hitchhiker's Guide to the Galaxy*）中，"42"

被描述为宇宙的终极答案。恰巧，本书中，我们也精选了42个科技背后的故事，希望能给各位读者的科学漫游带来一些帮助。

起初我们写的最多的是受众最广的科学人物类文章，以一个人的视角去讲述科学技术的发展，这当中有励志、有感动、有愤懑、有惋惜，每个人的故事都是独一无二的，也是从那时候开始我们确信科学与传记这两个被认为是枯燥的元素结合在一起，也能产生美妙的反应。人物故事的写作实际上也带来了我们对科学史认知的原始积累，在那些光鲜亮丽的科学人物背后，我们逐渐发现了不为人知的一面，例如恐怖黑暗的西方传统医学以及为之献出无数生命的化学研究。我们总是把目光放在那些成功案例上面，忽略了很多科学发展史上被抛弃了的牺牲品，可往往就是这些没有人歌颂的事迹反倒能带来不一样的感悟。同时我们也逐渐发现那些广为流传的常识和说法也存在着许多谬误。

1924年，孙中山先生提笔写下"博学、审问、慎思、明辨、笃行"作为中山大学的校训。这十个字，正是学习的几个递进阶段，一切从好奇开始，遇到不明白的就要追问到底，对所学也要保持怀疑态度，经常审视，所学是否能够真的所用，又是否真的做到"知行合一"。

这也正是本书中每一个故事所要表达的，之中精华，就在这些古今中外的42个故事里细细品味吧。

SME 编委会全体：张晟 蒙斯敏 古亿金 孙培仪 田娇娇

更多精彩，敬请关注